神経心理学コレクション

シリーズ編集
山鳥 重
彦坂 興秀
河村 満
田邉 敬貴

街を歩く神経心理学

高橋 伸佳
千葉県立保健医療大学教授

医学書院

街を歩く神経心理学
発　　行　2009年7月1日　第1版第1刷Ⓒ
著　　者　高橋伸佳
　　　　　たかはしのぶよし
発 行 者　株式会社　医学書院
　　　　　代表取締役　金原　優
　　　　　〒113-8719　東京都文京区本郷 1-28-23
　　　　　電話 03-3817-5600（社内案内）
印刷・製本　横山印刷

本書の複製権・翻訳権・上映権・譲渡権・公衆送信権（送信可能化権を含む）
は㈱医学書院が保有します．

ISBN978-4-260-00644-6　Y3000

JCOPY 〈㈳出版者著作権管理機構　委託出版物〉
本書の無断複写は著作権法上での例外を除き禁じられています．
複写される場合は，そのつど事前に，㈳出版者著作権管理機構
（電話 03-3513-6969，FAX 03-3513-6979，info@jcopy.or.jp）の
許諾を得てください．

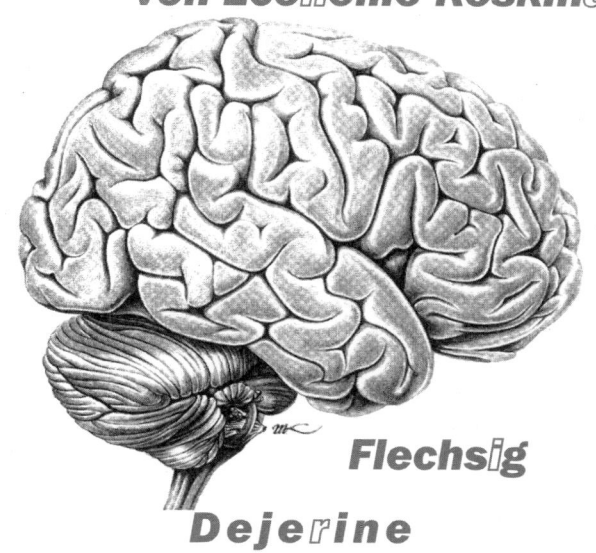

ブローカとデジュリンの脳地図
　地図は太古以来作成され，人類とともに古く，稚拙な地図から精巧なものまでさまざまある。地図はまた装飾品で愛好家もいる。近代の脳科学にとって地図は重要で，ブローカとデジュリンの脳地図は欠かせない最も精巧な地図といえよう。

（脳地図，木村政司氏作成）

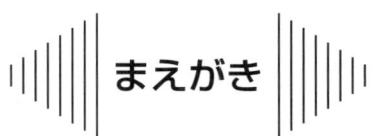

まえがき

　随筆を読むのが好きだ。それも，いわゆる随筆家よりも作家，学者，芸術家などの書いた作品が興味深い。著名な作家でも，その小説は読んでいなくとも随筆は大方読んでいることもある。彼らのふだんうかがい知れない日常や，思索過程を垣間見ることができるからかもしれない。

　向田邦子の随筆に「女地図」というのがある。「女は地図が苦手である。……教えるのも下手だし，習うのもうまくない」。初めて行く店への道を聞くために電話をして，電話口に女性が出ると「万事休す，という気持ちになる」。

「（店の場所は）豊川稲荷のあたりですか」

「そうそう，豊川稲荷，左へ曲がって」

「左ですか，右だと思ってたけど」

「え？あら，右？…」

と方角がわからない。

「右曲がるでしょ。そいでねえ」

「角はなんですか。虎屋ですか」

と，聞いてもそこにある建物がわからない。

　人に道を教える際のポイントがすでにこの随筆の中に示されている。

　著者によると「（女性は）地図を描くのに一番必要な客観性がないのであろう」ということになる。ただし，最後の部分に，「私が言う地図音痴は，戦前の教育を受けた女たちである」とのことわりがある。

　方向音痴という言葉は日常よく使われる。通常，道に迷って目的とする場所になかなか行き着けない人をいう。方向音痴の人とそうでない人との

違いはどこにあるのだろうか。そもそも私たちが目的地に向かって道をたどるにはどのような脳内機構が働いているのであろうか。実は，こうした問題に関する研究はそれほど多くはない。「街を歩く」ための機能が脳内のどの部位でどのように働いているかについてはほとんど解明されていなかったのである。

　私が地理的障害の研究に取り組んだのは，一人の患者さんとの出会いによる。初めはとりつく島もない印象を受けた。症候をとらえるための方法を試行錯誤するが日々が続いた。その後，同様の症候を呈する症例が蓄積され，徐々に方向性が見えてきた。その過程で，道順障害の最初の症例を診察したときの感動は忘れられない。頭の中のモヤモヤしたものが一気に吹き飛んだような気がした。

　神経心理学は広範な内容を含み，なお拡大を続けている。地理的障害は行動の異常として現れる。それも「街を歩く」際の行動である。神経心理学のなかでも，最も広い空間を対象とする症候といえるのではなかろうか。本書に記載されていることは，地理的障害研究のほんの糸口にすぎない。いわば「入門書」である。今後，この分野の研究がいっそう活発になることを願ってやまない。

　本書は多くの方々の直接的，間接的な援助のもとにでき上がったものである。平山惠造先生（千葉大学名誉教授），河村　満先生（昭和大学神経内科教授）からは，それぞれ神経症候学，神経心理学の基礎を学ばせていただいた。酒田英夫先生（現東京聖栄大学教授）には学会などでお会いするたびに，専門の生理学の立場からさまざまなご助言をいただいた。私と地理的障害の患者さんとの数々の出会いを作ってくれた，千葉大学神経内科時代の同僚の古口徳雄先生（現千葉県救急医療センター・神経系治療科部長），榊原隆次先生（現東邦大学医療センター佐倉病院・神経内科准教授），片山　薫先生（現成田赤十字病院・神経内科部長）そして福武敏夫先生（現亀田メディカルセンター・神経内科部長），さらに塩田純一先生をはじめ

とする当時の汐田総合病院神経内科の諸先生方に深謝する。

　最後に，計画段階から執筆終了まで，初心者の私が道に迷わぬよう常に的確な方向へ導いてくれた医学書院の編集者，樋口　覚氏にこの場を借りて謝意を表する。

　2009年6月

高橋伸佳

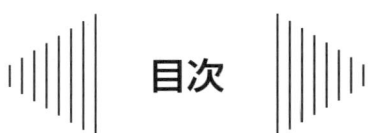

目次

まえがき ──────────────────────────── v

第1章 道を覚える ──────────────────── 1
1. 見える範囲と見えない範囲 ······················· 2
   1)「見える範囲」 2
   2)「見えない範囲」 11
2. 道の歩き方 ······································ 12
   1) 旧知の場所 12
   2) 新規の場所 15
   3) egocentric（エゴセントリック）representation と
      allocentric（アロセントリック）representation 17
3. 方向感覚と方向音痴 ····························· 18
4. 地理的障害 ······································ 21
   1) 定義 21
   2) 分類 24

第2章 街の顔がわからない─街並失認 ────── 29
1. 歴史的背景 ······································ 30
   1) Paterson & Zangwill が初めて報告した街並失認症例 30
   2) Pallis の症例 30
2. 街並失認との出会い ····························· 33
   　街並失認における症候・病巣上の問題点 44
3. 街並失認の症候と病巣 ··························· 45

　　　　1）街並失認の症候　　45
　　　　2）街並失認の病巣　　52
　　　　3）病因　54
　　　　4）新規の場所と旧知の場所　　54
　　　　5）病状の持続期間　　57
　　　　6）性差　58
　　4. 熟知視覚像の失認 ·· 59
　　　　1）人と風景の幻視　　61
　　　　2）人と場所の誤認　　63

第3章　方角がわからない―道順障害 ─────────── 69
　　1. 歴史的背景 ·· 70
　　　　1）Meyer の症例　　70
　　　　2）Kase らの症例　　71
　　　　3）Holmes らの症例　　71
　　2. 道順障害との出会い ·· 73
　　　　道順障害における症候・病巣上の問題点　　83
　　3. 道順障害の症候と病巣 ··· 84
　　　　1）道順障害の症候　　84
　　　　2）道順障害の病巣　　91
　　　　3）病因　95
　　　　4）症状の持続期間　　95
　　　　5）性差　96
　　4. 非典型例 ·· 96
　　　　1）街並失認と道順障害の合併例　　96
　　　　2）特異な病巣による症例　　98

第4章　神経機能画像研究 ──────────────── 103
　　1. 地理的機能に関する機能画像的アプローチ ·· 104
　　　　1）「道を覚える」ときに働く脳部位　　105

2）仮想環境内を移動する　105
　　　3）仮想環境内で空間的位置関係を判断する　107
　2. 街並失認のイメージング …………………………………………… 108
　　　1）新規の場所　108
　　　2）旧知の場所　114
　3. 道順障害のイメージング …………………………………………… 115
　　　1）新規の場所　115
　　　2）旧知の場所（道順の想起）　116

第5章 「街を歩く」ための脳内機構 ── 121

　1. 地理的障害の解剖学 ………………………………………………… 122
　　　1）海馬傍回　122
　　　2）脳梁膨大後域（帯状回後部）　122
　　　3）楔前部　126
　2. 地理的記憶の貯蔵庫はどこか ……………………………………… 128
　　A. 街並の記憶貯蔵　128
　　　1）ヒトの脳損傷例における検討　128
　　　2）神経機能画像研究　135
　　B. 道順の記憶貯蔵　136
　　　1）Bálint 症候群　137
　　　2）posterior cortical atrophy（PCA）　137
　　　3）Kase の症例　141
　　　4）Holmes の症例　141
　3. 「街を歩く」脳内機構 ………………………………………………… 144
　　A. 街並失認はなぜ起こるのか　145
　　　1）旧知の場所　145
　　　2）新規の場所　147
　　B. 道順障害はなぜ起こるのか　150
　　　1）旧知の場所　150
　　　2）新規の場所　153

C. まとめ：街を歩く脳内機構　　154

文献 ——————————————————————— 157
索引 ——————————————————————— 173

【サイドメモ】
　　Bálint 症候群　　6
　　半側空間無視と地理　　23
　　逆転視　　25
　　用語の問題　　27
　　相貌失認　　31
　　Milner の方法　　40
　　covert 認知と overt 認知　　47
　　地理的障害のリハビリテーション（その1）　　48
　　緩徐進行性地理的障害（その1）　　55
　　相貌失認における性差　　56
　　一過性街並失認　　58
　　それぞれの熟知視覚像　　60
　　重複記憶錯誤　　63
　　地理的障害のリハビリテーション（その2）　　90
　　左脳梁膨大後域病変と健忘症候群　　93
　　緩徐進行性地理的障害（その2）　　94
　　紡錘状回顔領域　　110
　　建物と風景は異なるか　　113
　　ロンドンのタクシードライバー　　119
　　前頭側頭葉変性症　　130
　　左側頭葉病変による意味痴呆　　131
　　route-selective navigation neuron　　143
　　アルツハイマー病患者はなぜ道に迷うのか　　152

第1章
道を覚える

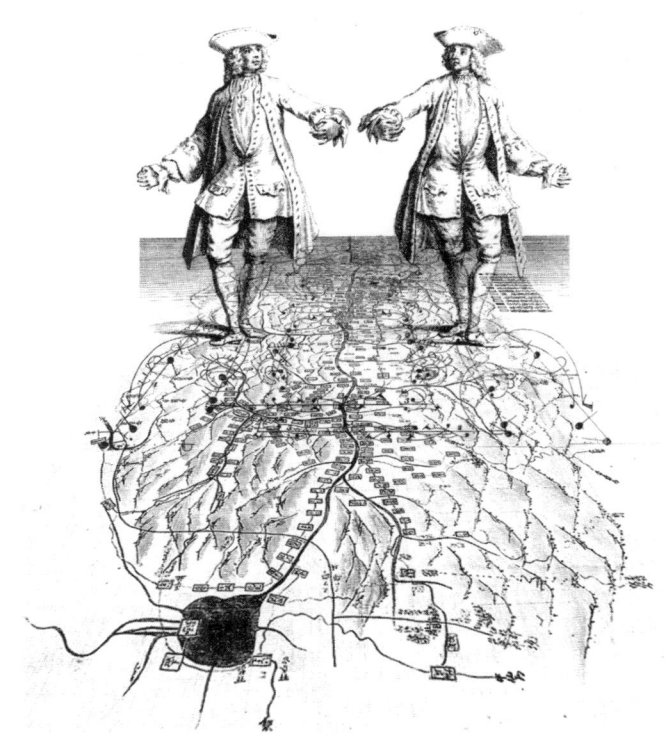

1. 見える範囲と見えない範囲

　私たちの生活では移動は不可欠である。自宅内や職場内は当然毎日歩いて移動する。自宅や職場の外も短距離なら歩いて，長距離なら車や鉄道で，遠方には飛行機で移動する。移動する空間は大きく2つに分けられる。1つは，ある地点に立って周囲を見渡して視界に入る範囲内の空間（以下，「見える範囲」）である。他の1つは，途中に障害物がある，あるいは遠く離れていることによって一度に視界に入れることのできない空間（以下，「見えない範囲」）である（図1-1）。一般に前者は室内や建物の敷地内などの比較的狭い空間であり，後者は自宅のある街，市内などの広い空間をさす。しかし，必ずしも広さだけに規定されるわけではない。例えば，何100 mも先まで見える広い草原は「見える範囲」である。一方，通路の入り組んだ建物内ではその中全体を見渡すことができず，10 m先が「見えない範囲」となる。

　これらの空間内を移動するにはどのような神経機構が働いているのであろうか。

1)「見える範囲」

　例えば，会社の中の比較的広いオフィスの一室を想定してみよう。この中にはたくさんの机，椅子，棚などが置かれている。入り口のドアを開けて，一番奥にある机まで行こうとすると，目の前の多くの机や椅子を避けて，いくつかの角を左右に曲がらなければならない。これらの「障害物」の位置（自分からの距離や方向）や大きさがわからないと，目的の机に到達するまでに何度もぶつかったり，方向を誤ったりする。

　「見える範囲」にある物品の空間的位置を認知するには脳内のどの部位が働いているのであろうか。これにはUngerleiderとMishkin（1982）の有名な研究がある[1]。サルの前に左右の同じ位置に窪みの付いた台を置き，

1. 見える範囲と見えない範囲　3

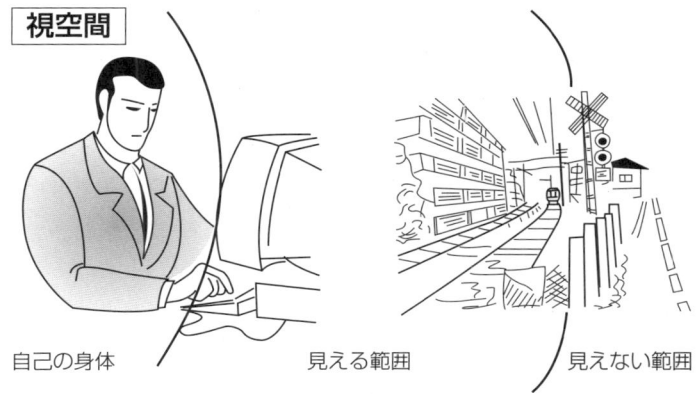

図 1-1　私たちを取り巻く外空間

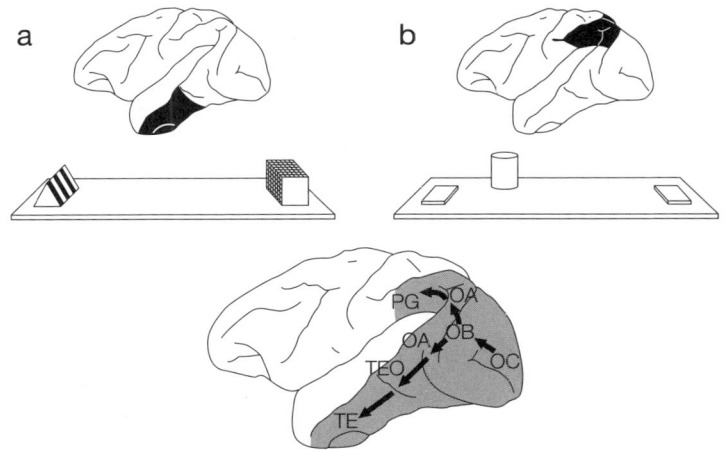

図 1-2　2つの視覚系
OC：第一次視覚野　OB, OA：視覚前野　PG：下頭頂小葉
TEO, TE：下側頭皮質
（文献1を改変して引用）

2つの課題を行う。1つは多数の異なる物体を用意し，その窪みの上に物体を1つずつ乗せ，どちらの下に餌があるかを学習させる課題である（図 **1-2, a**）。もう1つの課題では窪みを板で隠し，円筒に近いほうに餌がある

ことを学習させる（図 1-2, b）。側頭連合野を破壊したサルでは課題 a の成績が著しく低下するが、課題 b の成績は正常であった。一方、頭頂連合野を破壊したサルでは、逆に課題 b の成績が低下するが、課題 a の成績は正常であった。この結果から彼らは、視覚情報の処理システムには 2 つの経路があると考えた。物品の形態認知に関する視覚野→視覚前野→側頭連合野の経路と、物品の位置の識別に関する視覚野→視覚前野→頭頂連合野の経路である。

それでは、ヒトの場合はどうであろうか。ヒトでも「見える範囲」にある対象の位置が認知できなくなり、その結果、移動に支障をきたすことがある。右頭頂葉病変例でときに観察される。

症例 1　男性、右利き

ある日急に「物と物、自分と物との距離がうまく測れなくなって」来院。具体的には、車を車庫入れする際、車と壁との間隔がわからなくなって車の脇をこする、野球のボールが飛んでくるコースがよくわからない、物を取ろうとすると手がそれてしまう、人とすれ違う際ぶつかりやすい、と言う。神経学的には左下四分盲と左上肢に軽度の感覚障害を認めた。MRI（図 1-3）では右頭頂葉に梗塞巣を認める。

見える範囲内にある物の位置や自分と物、物と物との位置関係が判断できなくなり、移動に支障をきたした例である。しかし、症状はあくまで「見える範囲」内に限られており、こうした症例では道に迷うことはない。

頭頂葉病変による見える範囲の視空間認知障害は古くから知られており、報告者の名前をとって Bálint-Holmes' syndrome としてまとめられている。

このうち 1909 年に Bálint が報告した症候（いわゆる Bálint 症候群）は成書にもしばしば引用されている。「サイドメモ」にその概要をまとめておく。移動については、原著に「視覚障害のために不安があるということで、歩行は多少控え目でぎこちない」、「よく何かにつまずくので、あまり歩き回らない」などの記載があり、視空間認知障害による何らかの障害が

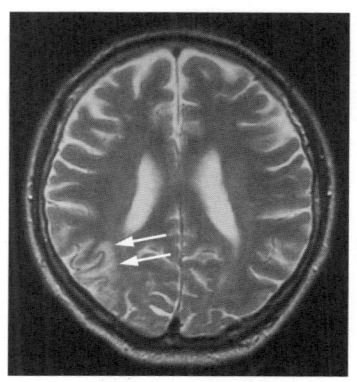

図1-3 症例1のMRI（T2強調画像，水平断像）
右頭頂葉の高信号域を認める（矢印）。

あった可能性はあるが，詳細については触れられていない。ただし，「彼の歩行にはこの用心深さ以外には何ら異常は認められない」とも記載されており，本書で取り上げているような移動の障害はなかったらしい。

一方，Holmesは1918年と1919年に，脳の頭頂部に銃創を受けた症例（計7症例）の視空間認知障害（visual disorientation）についての詳細な検討を行っている[2,3]。

これらの症例では①視空間内での対象物の位置の定位，②2つの対象物の相互の位置関係の認知，③対象物の自分からの距離の認知，④2つの線の長さの違いの判断，⑤2つの物品の大きさの違いの判断，⑥注視している対象物を手でとらえること，などの視空間認知障害が認められた。その他に「見える範囲」を移動する際の障害についても記載されている。

患者は「通路で，前もって見て障害物の存在を確認してあるにもかかわらず，実際に歩き出すとそれにぶつかりやすい。通路の壁にぶつかることもある。ベッドから離れた所に連れて来られると，ベッドを見てその位置を確認したにもかかわらず，歩き出すと誤った方向に行ってしまう」とある。対象物があることは認識できるが，その空間的位置が正しく認知でき

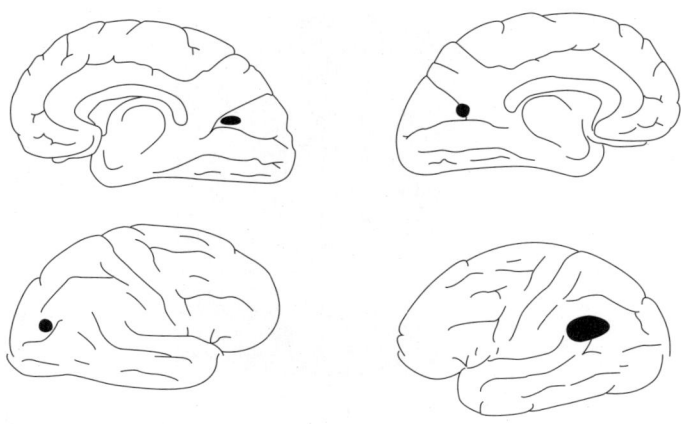

図1-4　視覚性失見当の病巣(症例2)
(文献2より引用)

ない。そのため歩く方向を誤り，途中の障害物にぶつかるものであろう。

7例のうち剖検された症例の病巣は，内側部では鳥距溝と頭頂後頭溝の交点付近に，外側部では頭頂葉(角回，縁上回)に存在した(**図1-4**)。

> ❖ **サイドメモ** ❖
>
> **Bálint症候群**
>
> 　Bálint症候群は，精神性注視麻痺，視覚性注意障害，視覚性運動失調の3症候からなる。半側空間無視とともに視空間失認の中核症状の1つである。1909年のBálintによる一症例の報告に始まる。
>
> 　精神性注視麻痺は，視線がある方向(またはある対象物)に固着し，他の方向を自発的に注視しない現象である。Bálintの症例では，注意が正中より右に35〜40°の方向に向けられており，促されてはじめて他の方向へ視線を向けた。
>
> 　視覚性注意障害は，ある1つの対象物を注視すると，その周囲にある対象物が認知できなくなる症状である。黒板に文字と図形を並べて描くと，患者はどちらか一方にしか気づかず，両者を同時に見ることはできなかった。

1. 見える範囲と見えない範囲

視覚性運動失調は，注視した対象物を手でとらえることができない現象である。ただし，視覚や手の運動そのものの異常にはよらない。患者は右手に持った火をタバコの端につけられず，肉をナイフで切ろうとして手が皿の外にそれてしまった。Bálint はこの現象を，視覚と手の運動の協調障害と考え，視覚性運動失調（optische ataxie）と呼んだ。ここで，視覚性運動失調という用語は，後に Garcin ら（1967）が報告した「周辺視野で対象物をとらえることの障害（ataxie optique）」としても用いることがあるので注意が必要である。

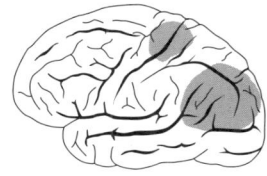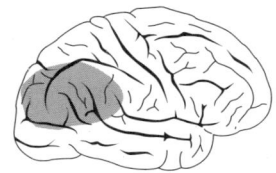

この症例はその後剖検された。病巣は図に示すように両側頭頂後頭葉の広範な領域であった。その後の報告例の病巣もほぼ同様である。

Bálint の報告は，1人の患者の症候を長期にわたり詳細に観察し，それに対するさまざまな考察を加えた論文である。筆者は神経心理学を勉強し始めたころ，この Bálint の論文と Liepmann の失行の論文（これも1例の詳細な検討である）を読み，大変感銘を受けた記憶がある。日本語訳もあるので，興味のある方には一読をすすめたい。

■文献
- Garcin R, Rondot P, Recondo J : Ataxie optique localisée aux deux hémichamps homonyms gauches (étude clinique avec présentation d'un film). Rev Neurol 116 : 707-714, 1967.
- Bálint R : Seelenlähmung des Schauens, optische Ataxie, räumliche Störung der Aufmerksamkeit. Mschr Psychiat Neurol 25 : 51-58, 1909〔森岩 基，石黒健夫（訳）：精神医学 19 : 743-755, 977-985, 1977〕.
- Liepmann H : Das Krankheitsbild der Apraxie ("motorische Asymbolie") auf Grund eines Falles von einseitiger Apraxie. Mschr Psychiat Neurologie 8 : 15-44, 102-132, 182-197, 1900〔遠藤正臣，中村一郎（訳）：精神医学 22 : 93-106, 327-342, 429-442, 1980〕.

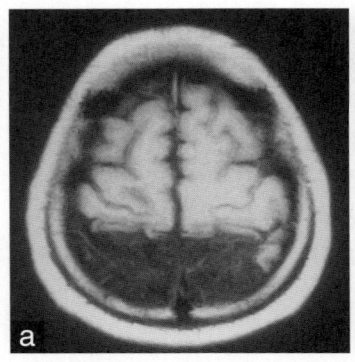
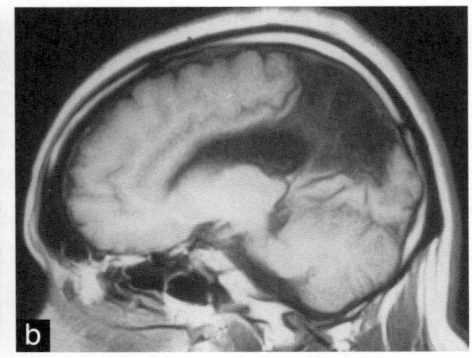

図 1-5　症例 2 の MRI（T1 強調画像，a；水平断像　b；矢状断像）

自験例を紹介する。

症例 2　A，男性，右利き

　某月某日，脳出血による意識障害で近医に入院し，脳血管撮影により「もやもや病」と診断された。その後意識は徐々に改善し，独歩可能となった。私が A を診察したのは，発症後 4 年たった時点からである。

　神経学的診察では眼球運動は正常だが右下視野を除く 3/4 盲があり，右半身の軽度の筋力低下，顔面を除く左半身の感覚障害がみられた。発話や言語理解に異常はなく，知能は正常であった。診察室に入ってきたときまず気づくことは，机やベッドなど周囲のものにぶつかりやすいことであった。また椅子に座る際，その位置を目で確かめてから体の向きを変えて座ろうとするが，どの位置に椅子があるのかわからず当惑する様子がみられた。診察室内の物品の空間的位置が正確にとらえられなかったのである。その他にも，食事の際，おかずを取ろうとすると箸が別の方向にずれるという視覚性運動失調，立方体のある 1 面を見ると他の面が見えなくなるという視覚性注意障害，左視野内にある対象が右視野にあるように見えるという visual alloesthesia（視覚転位）があることがわかった。MRI では両側の頭頂後頭葉に病巣を認めた（図 1-5）。

1. 見える範囲と見えない範囲　9

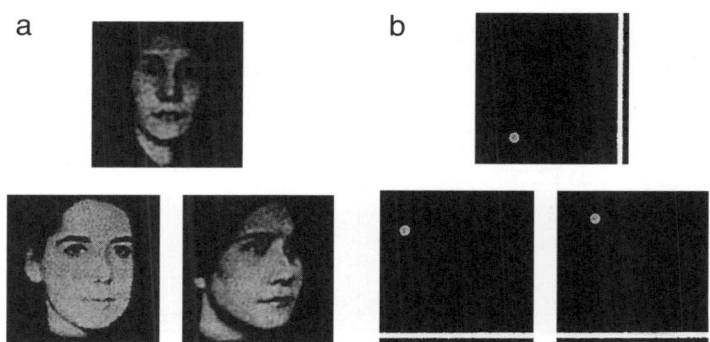

図1-6　神経機能画像研究(空間的位置の認知)
(文献4より引用)

臨床例の症候を裏づける神経機能画像研究も知られている。Haxbyら(1991)は健常者を対象に，PETを用いて以下の2つの課題施行中の脳血流量を測定した。1つは顔の識別に関するもので，**図1-6, a**において，上の顔と同じ人物の顔を下の2つの中から選択する課題である。他の1つは位置の識別に関するもので，**図1-6, b**において，二重線と点との位置関係が上にある四角と同じものを，下の2つの四角から選択する課題である。その結果，コントロールと比較して，顔識別課題では後頭側頭葉が，位置識別課題では上頭頂小葉の血流が増加した。これは，位置の識別に頭頂葉外側面が働くことを示している。

空間的位置の記憶に関する研究もある[5]。まず，被験者に**図1-7, a**のような3つの物品が描かれた線画28枚を呈示し，その種類と位置を記憶させる。その後，以下の3つの課題施行中の賦活部位をPETを用いて検討した。①コントロール課題：記憶した28枚の中から2つを並べて呈示し，両者の異同を識別させる(**図1-7, b**)。②物品再生課題：呈示した2枚のうち1枚は前もって記憶した絵だが，他の1枚は3物品のうち1つが新たな物品に入れ替わっている。被験者は記憶にないほうの絵を選ぶよう指示される(**図1-7, c**)。③位置再生課題：2枚のうち1枚は記憶した絵だが，他

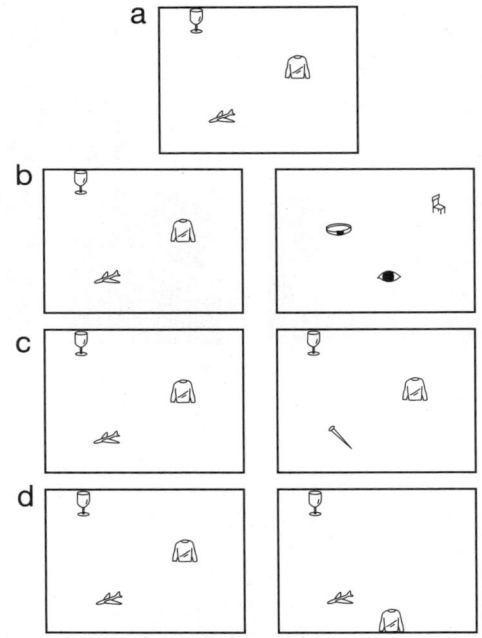

図 1-7　神経機能画像研究(空間的位置の記憶)
(文献5より引用)

の1枚は3物品のうち1つの物品の位置が変化している(**図1-7, d**)。被験者は記憶にないほうの絵を選ぶよう指示される。

　結果は，物品再生課題，位置再生課題ともにコントロール課題と比較すると右側優位に後頭葉，頭頂連合野，側頭連合野，前頭前野に活動がみられた。物品再生課題と位置再生課題との直接比較では，前者は後者と比較して右紡錘状回に，後者は前者と比較して右縁上回に活動の亢進が認められた。物品の空間的位置の記憶に関しても頭頂葉外側面(とくに右側)が関与しているらしい。

　以上のように，動物実験，臨床例および神経機能画像研究での検討結果は，いずれも対象物の空間的位置の認知・記銘には角回を中心とする右頭頂葉外側面が重要であることを示している。したがって，私たちが「見え

る範囲」を移動するには，この部位が正確に機能し，視野に入るさまざまな対象の空間的位置を正しく認識することが必要とされる。

2)「見えない範囲」

街中の交差点を通って目的地へ行く場合を考えてみよう。ここには建物，信号機，看板，電柱などさまざまな対象物がある。ここを移動するには，まずそれぞれの対象物と自分との位置関係や対象物同士の位置関係を把握しなければならない。つまり，「見えない範囲」を移動する際にも「見える範囲」での移動にかかわる神経機構は当然働いている。会社のオフィス内での移動に比べて対象物が大きく，距離が長くなっただけである。しかし，これだけでは見えない所にある目的地に到達することはできない。周囲の風景が既知のものでなければ，自分のいる場所がわからない。また，交差点をどちらの方角に曲がるかを決定するのには，「見える範囲」の移動とは異なる神経機構が働くことが予想される。

「見えない範囲」を移動する際の障害（地理的障害）についての研究の歴史は浅く，まとまった検討がなされるようになったのはここ数10年である。「街を歩く神経心理学」と題した本書の目的は，この「見えない範囲」の移動に関与する神経機構をさまざまな角度から検討することにある。

ところで，先ほどの Bálint-Holmes 症候群を呈した症例（症例2　A）の訴えのなかに以下のようなものがあった。

「自宅の居間にいて，トイレに行こうとして立ち上がるが，どちらの方向に行けばトイレがあるのかわからない。ドアの外に出て少し歩いてから周りを見て，間違った方向だと気づく。自宅の近くに養老院，商店，青年館などがあるが，いざ行こうとして玄関に立つと，これらの建物がどちらの方角にあるかがわからない。」

これは「見える範囲」ではなく，まさに「見えない範囲」の移動の障害を表したものである。実はこのAが，私にとって第3章で述べる「道順障害」との最初の出会いだったのだ。しかし，このときは単に「変わった症状だな」と思っただけであった。Aの病巣が頭頂葉外側面だけではな

く，頭頂葉内側面にも及んでいることの重要性に気づくのはさらに数年先のことになる（図1-5, b）。

2. 道の歩き方

「見えない範囲」で私たちは目的地までどのように道をたどっているのであろうか。自宅の周囲，職場の周囲など以前から何度も行き来してよく知っている場所（以下，旧知の場所）と初めて行く場所（以下，新規の場所）に分けて考えてみよう。

1）旧知の場所

私は以前，品川区の旗の台にある昭和大学医学部に勤務しており，毎日電車通勤していた。JR山手線を五反田駅で私鉄に乗り換え，旗の台駅で降りる。この地点から400 mほど先にある大学の図書館に行く道を考えてみる（**図1-8**）。

旗の台駅の改札を出ると目の前には**図1-9**のような風景がある。踏み切りも，目の前のコーヒーショップの建物も見てすぐそれとわかる。次に道路に出て左を見ると**図1-10**のような風景が広がっている。一番奥のビルが昭和大学病院の建物である。最上部に「昭和大学病院」と書かれているので誰でもすぐわかるが，何度も見ている私には，この文字がなくとも建物の形態だけでそれとわかる。この地点からはもちろん図書館は見えない。150 mほどまっすぐ行った後，銀行の前にある交差点を渡る。渡ったら左方に10 mほど進んで右折。大学病院の建物の左脇を道なりに200 mほど歩く。突き当たりを左折し，その後すぐ右折して噴水のある中庭に入る。すると前方に図書館のある建物が見えてくる（**図1-11**）。もちろん外観を見てすぐそれとわかる。

もし私が途中にあるこれらの風景や建物を見て，どこの風景か，何の建物かわからなくなれば，図書館にたどり着くには困難を極めるであろう。

2. 道の歩き方   13

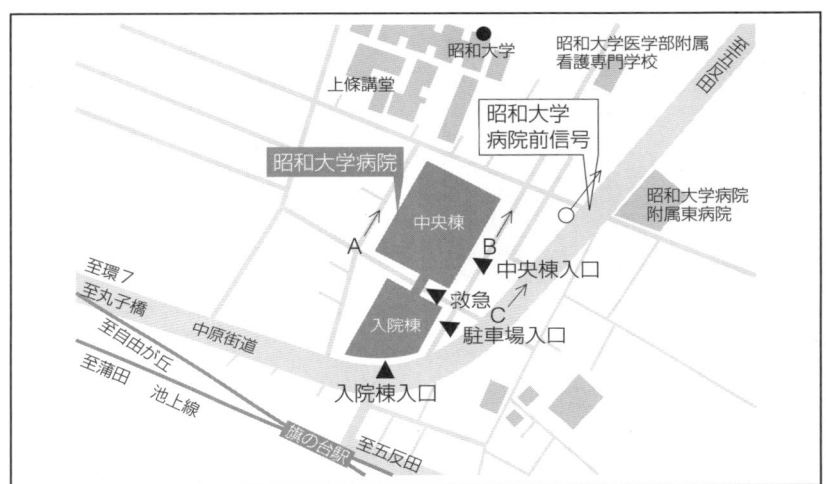

図1-8　昭和大学病院付近の地図
●印の位置に図書館がある。

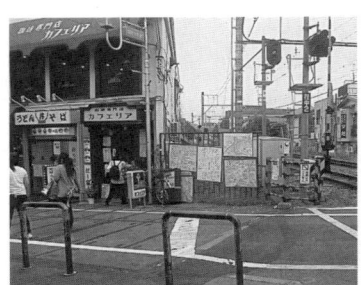

図1-9　旗の台駅の改札から見た風景

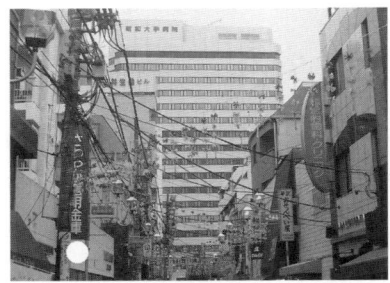

図1-10　駅を出て左を見たときの風景
白丸は図書館のある方角

　このように，熟知した場所で目的地まで到達するには，途中の目印となる建物，風景を正しく同定することが必要となる．
　一方，図書館に行くには，改札を出てすぐ左折することから始まり，何度も角を曲がる．このとき私は「改札を出たら左」とか「信号を渡ったら

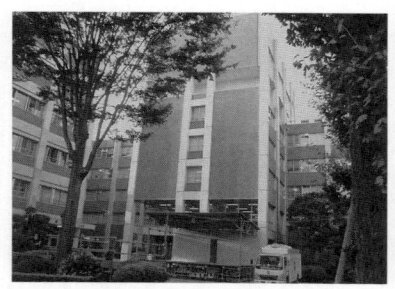

図 1-11　図書館のある建物

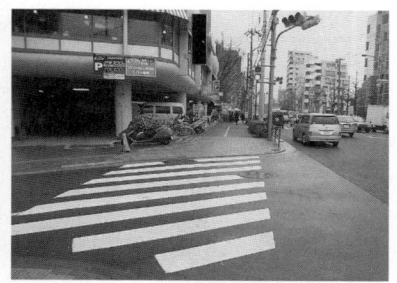

図 1-12　図 1-8 の丸印の地点から→の方向を見たときの風景

左」などと言語的に覚えているわけではない。毎日通っている私には改札を出て左折した位置から，見えていない図書館が図 1-10 の丸印の方角にあることがわかるのである。したがって，目標となる建物・風景を確認しながら，この方向に向かって歩いていけばよい。

　もし，私が図書館のある方角がわからなくなったら，改札を出た時点で左右どちらに行ったらよいか迷うであろう。改札の前の道路に出て，周囲を見ると，左に昭和大学病院の建物がある。そちらの方向へ歩き始めるが，交差点のところで再び迷うことになる。つまり，熟知した場所で目的地に行くには，目印となる建物や風景の同定のほかに，その地点から目的地までの方角を正しく想起することが必要となる。

　図 1-12 は，昭和大学病院附属東病院の交差点の向こう側（図 1-8 の丸印）から五反田方面を見たときの写真である。私がタクシーに乗って居眠りをしていて，いきなりこの場所で降ろされたと仮定する。私にはこの写真の風景を見ただけで，すぐにどこにいるかわかる。毎日通っている場所であるからそれは当然としても，この風景だけから，その位置で自分が矢印（→）の方向を向いて立っていることもわかる。つまり，指標（基準）となる目の前の風景と自分との位置関係から自分の向いている方角が直ちに判断できるのである。この能力も熟知した場所で道をたどるのに重要と考えられる。地下鉄の駅で，いつもの出口のすぐ近くの別の出口から表に出た

2. 道の歩き方　　*15*

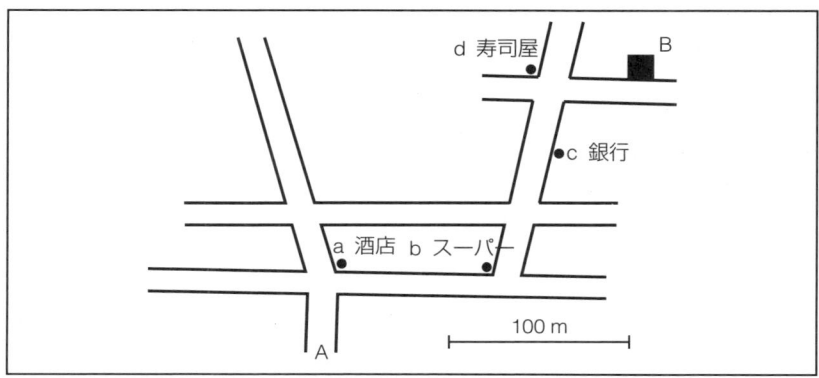

図 1-13　新規の場所の地図

ときに，視界に知っている風景が見えていても，一瞬自分がどの方角を向いているのかわからなくなることがあるのは，この機能が混乱するためかもしれない。

　ある日，私は講義のため，旗の台駅から直接附属看護専門学校に行くことになった。行き方には，図書館に行く道を通って途中で右折し，さらに50 m ほど行って左折するルート（A），銀行の角を右折し，20 m ほど行って左折し，そのまま直進するルート（B），銀行の角を右折してそのまま道なりに行き附属東病院の交差点を左折し，40 m ほど行って右折するルート（C）がある。私は迷わず最短のBのルートをとるが，それは昭和大学病院，東病院，看護学校のそれぞれの位置や相互の位置関係（方角，距離など）がわかっているからである。言い換えれば，図 1-8 の地図が頭の中で描けるからである。このように，その地域内にある指標となる個々の建物の相互の位置関係を想起することも旧知の場所の移動には不可欠である。

2）新規の場所

　生まれて初めて訪れた場所で目的地まで移動するためには，地図を見る，あるいは人に聞くなどの手がかりが必要である。
　例えば，**図 1-13** のA点から数 100 m 先のBの建物まで地図を見ながら

歩いて行こうとする。このとき最も重要なのは目的地までの方角と距離，それから途中で目印となる建物である。まず，「目的地はこっちの方角だ」と検討をつけるが，まっすぐには行けないのでルートを選択することになる。A地点から20mほどまっすぐ行き交差点に着く。その角を右折してさらに80mほど行き，そこにあるT字路を左折する。それから30m先で道路を1つ横断し，さらに60mほど行ったところの十字路を右折する。そのまま歩くと30mほどでBに着くはずである。この間に途中にあるa酒店，bスーパー，c銀行，d寿司屋などを確認できれば，さらに確信をもって道をたどることができる。

　もしこの場所を何度も訪れることになれば，指標となる建物の外観を記憶し，見てすぐそれとわかるようになる。道順についても初めのうちはときどき地図を見たり，「まっすぐ行って，最初の角を右折」とか，「a酒店の角を右」などと言語的な手段を用いたりする。しかし，これを繰り返すことによって，周囲の風景がわかれば直ちに目的地までの方角が想起できるようになる。同時に途中にある個々の建物の相互の位置関係も想起可能となる。

　方角の学習については，有名なトールマンの実験がある[6]。図 **1-14, a** のような装置を作り，出発点Aにネズミを置き，左右に曲がった通路の先（G）にエサ箱を置いておく。ネズミは通路を通ってエサの場所に行く。何度も繰り返すと出発点にネズミを置くと直ちにエサのある場所に行くようになる。

　次に，出発点の先の道をふさぎ，エサの位置は同じにして1～18までの道を作っておく（図 **1-14, b**）。今までのルートがふさがれたことに気づいたネズミは引き返して別の道を選ぶことになる。このとき，1～12の長い通路のうち，エサ箱の入り口の方向である6番の道を選ぶ率が最も高かった。

　これはネズミが何度も出発点からエサのある場所まで移動することによって，この2点の空間的な位置関係を学習したことを示している。

　したがって，新しく道を覚える際には2つの点が重要となる。1つは

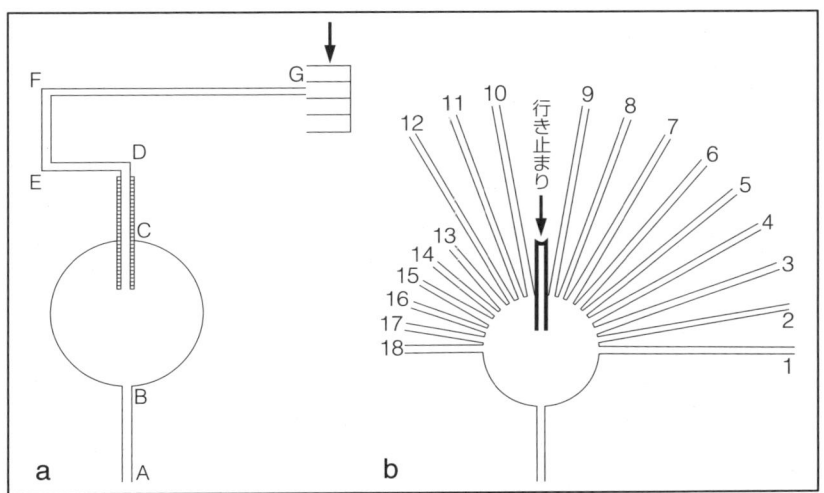

図 1-14 トールマンの実験
(文献 6 より引用)

ルートの途中の各地点にある指標(建物や風景)の外観を記憶することである。他の1つは，途中の各地点から目的地までの方角や各地点間の位置関係を記憶することである。これらが習得されるに従って，「新規の場所」が「旧知の場所」に変わるものと思われる。

3) egocentric(エゴセントリック) representation と allocentric (アロセントリック) representation

われわれを取り巻く外空間の認知を，egocentric representation と allocentric representation に分ける考え方もある。前者は，前後左右にある対象と自己との空間的位置関係を，自己を中心としてとらえる認知の方法である。図 1-10 の写真がこれに相当する。自分が現在いる位置から見て，○○商店は道路の右側の 50 m くらい前方にある，大学病院は正面の 150 m くらい先にある，さらに図書館は丸印の方角にある，といった認知の仕方である。前述の指標(基準)となる風景を見て，自分の向いている方角を定位する能力もこちらに属するのかもしれない。

一方，後者は自己以外の複数の対象間の空間的位置関係を，距離や方角などの情報から認知する方法である。図1-8の地図がこれに相当する。昭和大学病院附属東病院から昭和大学の校舎は直線で200 mくらい離れており，その間に附属看護専門学校がある，といった認知の仕方である。

これを実際に「街を歩く」場合に当てはめるとどうなるであろうか。ここでも旧知の場所と新規の場所で分けて考えてみる。

旧知の場所では，頭の中に例えば図1-8のような地図がある。すべての道や主な建物の相互の位置関係をすぐに想起できる。したがって，アロセントリックな認知は完璧といえる。ただし，実際に移動する際には，自分の周囲にある建物と自分との位置関係を確認し，目的地の方角を想起して進む。途中の各地点で同様のことを繰り返す。つまり，エゴセントリックな認知も働いている。

新規の場所では，当然ながら頭の中に地図はない。まず，手元にある地図で自分のいる位置を確認する。次に，現在地から目的地への方角や距離の見当をつける。その後で，周囲を見渡して最初に進むべき道を決めて歩き出す。途中の各地点で同様のことを繰り返しながら移動することになる。このように，新規の場所ではエゴセントリックな認知が主体と考えられる。ただし，もちろんこれは今自分が地図上のどの位置にいるかがわかっていることが前提となる。こちらはアロセントリックな認知といえる。

3. 方向感覚と方向音痴

「方向感覚」というと動物の帰巣本能を思い浮かべる人も少なくないであろう。伝書バトはかなり遠方から巣に戻ることができる。魚の回遊や鳥の渡りなどを見ると，優れた「方向感覚」の賜物と考える。これらの動物の方向定位能力は磁気感覚によるとの説もある[7]が，いまだ謎である。

ヒトについてはどうであろうか。方向感覚の鋭い人とは，東西南北を正しく定位できる人ではない。初めての場所で地図を見ながら，あるいは人

に聞きながら，すばやく迷うことなく目的地まで行ける人をさす。

一方，「方向音痴」とは一般的に「方向感覚の鈍い人」という意味で使われる。具体的には，初めて行く新しい場所で迷ってなかなか目的地に着かない，目的のビルに着いてもその中でまた迷う，何度同じ場所に行ってもそのたびに迷う，といったような人のことをいうことが多い。

ひどい方向音痴になると，地図を見たり人に聞いたりしても一向に目的地に着けない。何度も同じ場所をぐるぐる回ったあげく，「ええい，仕方がない」とタクシーをつかまえると「お客さん，そりゃ目の前にあるビルですよ」などと言われたりする。

『方向オンチの科学』という本の中に，道に迷いやすい人とそうでない人との違いについて，興味深い実験が紹介されている（新垣紀子と野島久雄，2001）。被験者は学生12人（男性8人，女性4人）で，実験は以下の3つの課題からなっている。①ビデオ提示課題：10 km程度の街中のルートを車で走ったときのビデオを呈示し，その間何に着目しているかを述べさせる。ルートは2種類あり，1つは目印になるものが多い商店街，他の1つは目印が少ない住宅街である。②ルートの言語再生/地図作成課題：ビデオを見た後，道順を説明する。次にそのルートの地図を作成する。③ナビゲーション課題：再度同じルートのビデオを見て，交差点を通過するときに，進行方向を指示する。ナビゲーション課題での正解数の多い被験者（上位4人）を成績上位群，正解数の少ない被験者（下位4人）を成績下位群とする。

結果を見ると，実験①では成績上位群ではランドマークなど移動に関係する情報への着目率が高い。実験②ではとくに商店街のルートで，上位群は下位群に比べ情報量（ランドマーク数）が多い（図 1-15, a）。住宅街のルートではランドマーク数は両群でほぼ同じだが，上位群では交差点など移動するのに必要な場所での情報が多い（図 1-15, b）。実験③では，上位群では曲がるべき交差点を誤ることが少なく，誤ったときは即座に修正可能であった。

著者らはこれらの結果から，道に迷いにくい人とは，移動の際に，必要

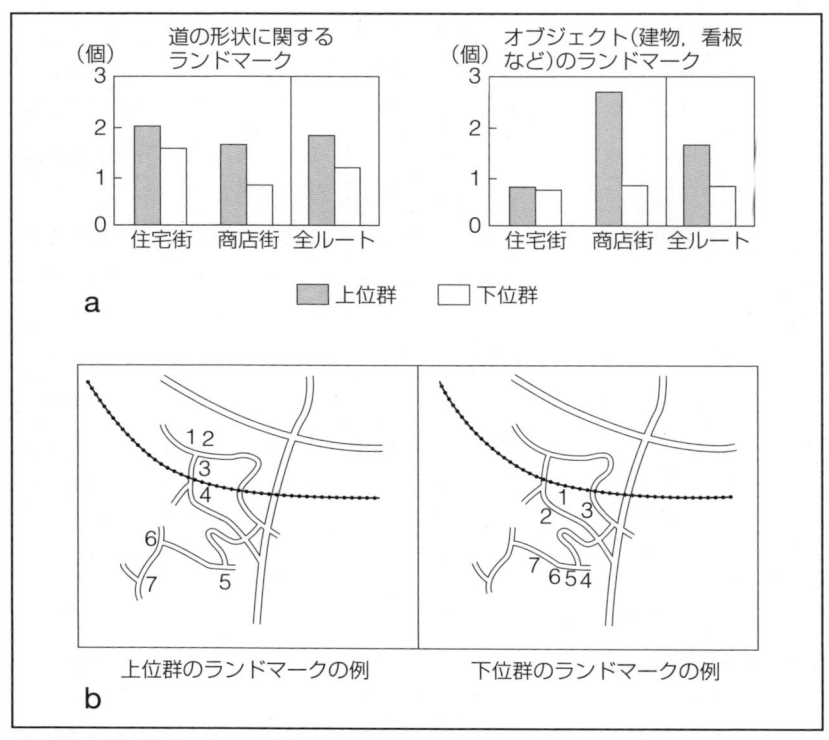

図 1-15　道を覚える実験
a：地図に含まれていたランドマーク数（1区間平均）　　b：再生したランドマークの位置
（文献 8 より引用）

な情報を十分な数だけ獲得し，その記憶した情報を適切な場所で利用でき，しかも誤りを適宜修正できる人であると考えている。

　この結果を見ると，「道を覚える」には，交差点など方角を決めるポイントとなる場所にあるランドマークに注目し，それと進むべき方角とを結びつけて記憶することが必要と思われる。方向音痴といわれる人，とくに「何度同じ場所に行っても迷う」人は，こうした記憶法を意識的に行うことが有効なのではなかろうか。

　方向音痴のもう1つのタイプである「新しい場所で（地図を見ながら）な

かなか目的地に行けない」場合にも，いくつかの要因の関与が考えられる。最初に進むべき方角を誤る，ランドマークとなるはずの建物を認識できない，距離感に乏しい，地図上で今自分のいる位置を定位できない，などである。人によっては，道をたどるのに必要ない刺激にとらわれやすい，言い換えれば気が散りやすいことも要因の1つかもしれない。

ところで，方向感覚には性差があるらしい。最近ベストセラーになった『話を聞かない男，地図が読めない女』の中に，知らない場所で車を運転中，助手席の妻にナビゲーターを頼んで大騒ぎになる話が出てくる[9]。彼女は地図を見て道を教えるように言われるが，進行方向と地図の方角を一致させなければ判断できない。地図をくるくる回転させたりして時間がかかるばかりでなかなか道を指示できない。

著者らは，地図を読んで理解するには空間能力が必要であり，この能力は女性で劣っていると指摘している。男性でこの能力が優れているのは，男性は女性と違い，原始時代から狩猟を行ってきたためであるという。家から遠方に出かけてまた帰って来たり，広い空間内で動物を追いかけたりしているうちにこの能力が発達したというのである。著者らによると「女性の空間能力が劣っているのは，男以外の生きものを追いかけたことがないから」となるのだが，もちろん本書ではこれ以上は立ち入らない。

4. 地理的障害

1) 定義

本書でいう「地理的障害」とは熟知した場所(旧知，新規)で道に迷う症状である。「地誌的失見当」，「地誌的見当識障害」，「地誌的障害」もほぼ同義で用いられる。日本地図(白地図)上に都市の位置を記入したり，東西南北を定位したりするいわゆる地理的知識の障害は含まない(**図1-16**)。すなわち実際に移動する際の行動上の異常として現れるものをいう。

ただし，アルツハイマー病での徘徊など，認知症の一症状として発現す

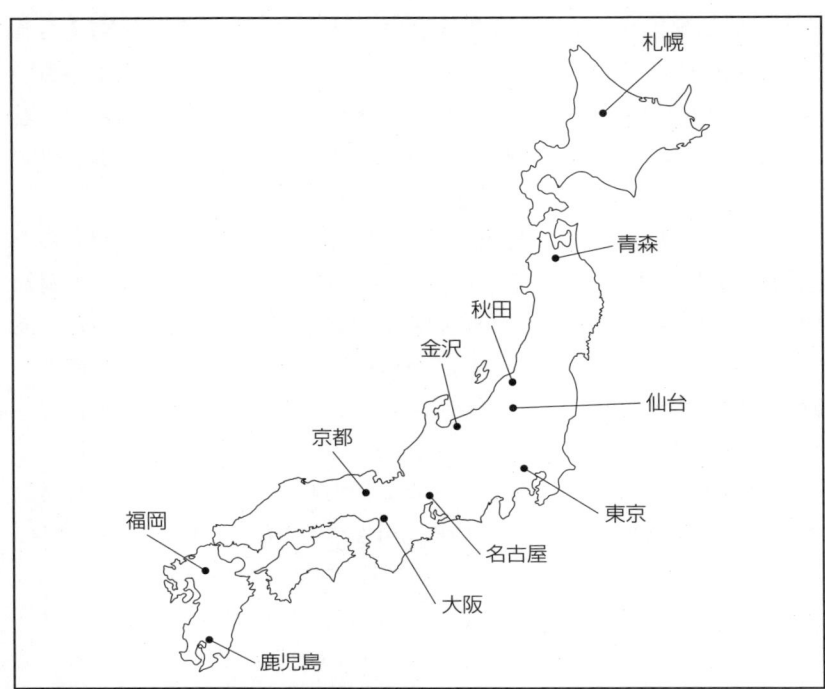

図 1-16 日本地図上への主要都市の定位

る場合は除外する．他の神経心理症状が原因となる場合も地理的障害とはいわない．例えば左半側空間無視があると，移動中左側にある道や通路に気づかず直進してしまい，目的とする場所に到達できないことがある．

　健忘症候群があるときも道に迷うことが多い．順向性あるいは逆向性の全般的記憶障害による．この場合，知能は正常で記憶以外の神経心理学的異常もなく，本書でいう地理的障害と混同しやすいので注意が必要である．

| 症例　49歳，男性，右利き

　くも膜下出血にて意識障害を呈し，近医に入院した．血管内手術による脳動脈瘤塞栓術を施行．その後，血管攣縮による脳梗塞のため記憶障害を

呈した。

◆**神経学的所見（発症4カ月後）**　意識は清明であるが，顕著な失見当識あり。視力，視野は正常で，他の脳神経領域にも異常を認めない。四肢の運動麻痺，感覚障害なし。歩行も正常である。

❖ サイドメモ ❖

半側空間無視と地理

　半側空間無視は，障害された大脳半球の反対側の外空間に呈示された刺激を見落とす現象である。右側病変による左半側空間無視が多い。テーブルの左側に置かれた食物を食べ残す，左側に置いてある物にぶつかりやすいなどの症状で気づかれる。右半球病変例では発現頻度の高い神経心理症状である。

　ところで，目の前に呈示された刺激だけではなく，視覚的なイメージにおいても半側を無視する場合がある。Guariglia ら（1993）による興味深い報告がある。この患者では，見ている空間での無視症状は観察されない。線分末梢試験のような通常の検査でも異常はない。しかし，よく知っている広場をある地点から見た風景を想起するよう求めると，向かって左側にあるランドマークはごく少数しか言うことができない。反対の向きから見るようにしても同じであった。部屋の中にあるさまざまな物品を見て記憶させ，後で何があったか尋ねると，やはり同様に見た向きの左側の物品を指摘できない。病巣は右前頭葉から側頭葉前部にかけての比較的広範な領域である。

　このように脳内に記憶されている視覚表象のみの半側空間無視が起こり得るらしい。これは地理的な観点からするとエゴセントリックな表象における左無視ともいえる。

■文献

・Guariglia C, Padovani A, Pantano P, et al : Unilateral neglect restricted to visual imagery. Nature 364 : 235-237, 1993.

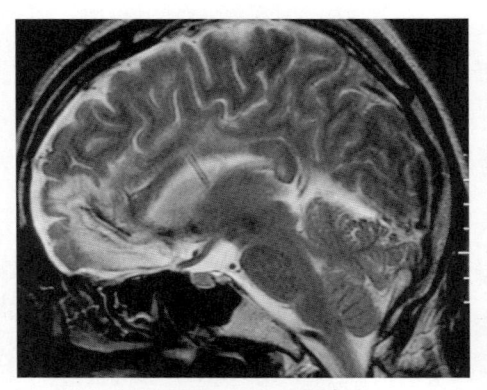

図 1-17 MRI(T2 強調画像,矢状断像)

◆**神経心理学的所見(発症4カ月後)**　自発話,言語理解に異常はなく,失語はみられない.失行,失認なし.高度の記憶障害があり,入院後のエピソード,病棟の医師,看護師・訓練スタッフの顔や名前などはほとんど覚えられない.10年以上の逆向性健忘があり,作話を伴う.1人で移動しようとすると病院内で迷ってしまい,目的の場所(自分の病棟,検査室など)に行くことができない.病棟内でも自分の部屋がわからず,あちこち歩き回る.

◆**画像検査所見**　前脳基底部を含む両側前頭葉内下部に病変がみられる(図 **1-17**)。

この症例では,高度の健忘症状により新規の場所での地理が覚えられず,病院・病棟内で道に迷うものと考えられる.こうした全般性の記憶障害に基づく場合は「地理的障害」には含めない.

2) 分類

まず,従来の分類を概観してみる.

大橋(1965)は地誌的(場所的)障害として以下の2つをあげている[10]。

a. **地誌的失見当**:熟知した場所で道に迷う症状である.
b. **地誌的記憶障害**:場所に関する記憶の喪失をいう.具体的には道順

の想起，地図の描写・解読，室内の見取図の描写，地図上への都市の定位などをさしている。

その後の山鳥(1985)や志田(1993)の分類では[11,12]，b. は大橋とほぼ同様であるが，a. についてはさらに細分化されている。山鳥は a. を「道順障害」と呼んでさらに細かく，

① 一側性空間無視と視覚性アロエステジーに基づくもの

❖ サイドメモ ❖

逆転視

逆転視は自己の外空間の前後，左右が逆転して感じられる特異な現象である。上下が逆転して感じられる場合は倒錯視と呼ぶ。

私の出会った患者は「左右を逆に感じる」と言って受診した。「朝起きたとき，家の左側にある庭が右に，右にある隣家が左側に感じた」。自宅で家族が「A工場はどこにある？」と聞くと，実際は家の正面にあるのに後ろのほうをさし，「B小学校は？」と聞くと，左にあるのに右と答える。「東西南北が逆になったような気がする」とも言う。頭の中で想起した外空間の左右が逆転するらしい。間欠的な症状で，最初は 10 分位で消失していた。次第に持続が長くなり，1 カ月ほどたってから後は，数時間あるいはそれ以上持続することもあった。

視力，視野を含め神経学的異常はない。構成障害，半側空間無視なし。左右の識別に異常はなく，自己の身体部位や目の前の物品の左右はわかる。当時，私が相貌失認の患者に行っていた各種の視覚認知機能検査にも異常はない。MMSE は 27/30。頭部 CT，脳波にも異常はない。

逆転視の原因にはてんかん性と非てんかん性がある。病態は不明である。「自宅の間取りも左右逆に感じることがあり，台所が右にあるのに左に感じ，自宅内で別の方向に行きそうになることもある」とも言っていたので，地理的障害の特異な原因の 1 つといえるのかもしれない。

② 特異的な地誌的空間能力の障害によるもの：空間図式の障害または空間関係に特有な学習能力の障害とされる。
③ 視覚性失認に伴う道順障害

に分けている。志田も a. を地誌的失見当（道順障害）として，
① 半側空間失認合併例
② 空間図式障害（空間図式記憶障害）
③ 地誌的失認（地誌的親近感の喪失）

に分類している。

一方，海外の文献を見ると以下のように4つに分類されることが多い。

a. **地理的失認**（topographical agnosia）
① 指標（ランドマーク）の形態的認知の障害
② 指標の空間的位置関係の認知障害

b. **地理的記憶障害**（topographical amnesia）
① 指標の形態的記憶の障害
② 指標の空間的位置関係の記憶障害

病態を取り入れた，かなり論理的で明確な分類といえる。しかし，実際には形態の認知障害とその記憶の障害（A），空間的位置関係の認知障害とその記憶の障害（B）を症候学的に明確に区別することは困難な場合が多い。

筆者は地理的障害を症候，責任病巣，病態の観点から「街並失認」と「道順障害」の2つに分類した。街並失認は熟知した街並（建物・風景）の同定障害で，視覚性失認の一型である。道順障害は熟知した地域内（見えない範囲）での2地点間の方角定位障害で，視空間失認の一型である。これらは上述の分類では，大まかには前者がAに，後者がBに対応する。また，前述の山鳥あるいは志田の分類ではa.の③が，本書の「街並失認」に相当する。筆者の分類は地理的障害を呈した多数の症例を詳細に検討した結果に基づくもので，本章2.で述べた道の歩き方に必要な2つの要素ともうまく対応すると思われる。これらについては章を変えて詳しく述べることにする。

また最近 Aguirre ら（1999）は[13]，地理的障害を 1）egocentric disorientation, 2) heading disorientation, 3) landmark agnosia の3つに分けている。この分類では2)が本書でいう道順障害, 3)が街並失認に相当する。

> ❖ **サイドメモ** ❖
>
> **用語の問題**
>
> 筆者は1992年，第16回日本神経心理学会総会（シンポジウム「認知障害をめぐって」）において，地理的障害を症候，病巣，病態の違いから2つに分類し，これを街並失認と道順障害と呼ぶことを提唱した[1]。
>
> 街並失認は，従来いわれている地誌失認（topographagnosia），環境失認（environmental agnosia）[2]，場所失認（agnosia for place）などと同義である。筆者があえて「街並失認」という用語を提唱したのは以下の理由による。
>
> 視覚性失認は視覚対象によって分類・命名される。対象が物体の場合は物体失認，顔（相貌）は相貌失認，色は色彩失認という。ここでいう視覚性失認の一型としての地理的障害では，視覚対象は建物や風景などの街並である。したがって，環境や場所よりむしろ「街並」失認と呼ぶほうが適当であろうと考えたのである。同じ意味での欧文での用語としては，agnosia for streets または landmark agnosia[3] が最も適当と思われる。
>
> 地理的障害のもう1つのタイプである「道順障害」は，従来あまり注目されていなかった症候である。こちらは道順（ルート）の定位が困難となることから，筆者が新たにこう呼ぶことにしたものである。同じ意味の欧文での用語は defective root finding または heading disorientation[3] が適当と思われる。
>
> ■**文献**
> 1) 高橋伸佳：視覚性認知障害の病態生理. 神経心理学 9：23-29, 1993.
> 2) Landis T, Cummings JL, Benson DF, et al : Loss of topographic familiarity. An environmental agnosia. Arch Neurol 43：132-136, 1986.
> 3) Aguirre GK, D'Esposito M : Topographical disorientation : a synthesis and taxonomy. Brain 122：1613-1628, 1999.

第2章
街の顔がわからない
―街並失認

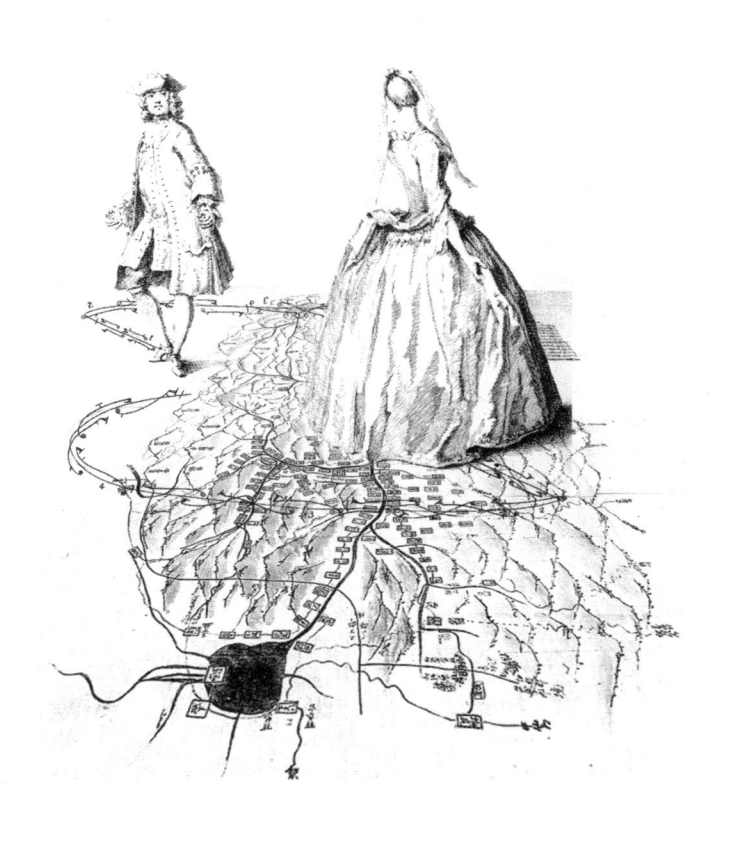

1. 歴史的背景

1) Paterson & Zangwill が初めて報告した街並失認症例

街並失認と考えられる地理的障害の記載は，古くは1945年のPaterson & Zangwillの報告の中にみられる[1]。彼らが報告したのは右頭頂部に銃創を受けた34歳の右利き男性である。

この患者には左同名性半盲，左上・下肢の運動・感覚障害とともに顕著な地理的障害がみられた。

この報告の中に，患者を病院から自宅のあるスコットランドのエジンバラまで車で連れて行ったときの様子が詳しく書かれている。患者は，以前からよく知っているはずのエジンバラ郊外の道を走っているとき「現在どのあたりを通っているのか」と尋ねた。道路脇にある目立つ建物（動物園など）は名称を書いた看板を見つけないかぎりそれとわからなかった。

市の中心部に入り，通りや建物について尋ねると，患者はいくつかの通りの名前を正確に答えた。しかし，個々の建物の同定には誤りが顕著であった。患者が何年も通った大きく目立つ教会もまったくわからず，「この建物が教会であることはわかるが，私には見慣れない教会だ」と言った。さらに自宅の前を通り過ぎても，それが進行方向の右側にあるにもかかわらず自宅とは気づかなかった。

これらの記載内容は本章3.で述べる街並失認の症候と一致している。

2) Pallis の症例

相貌失認症例の中に，同時に「道に迷う」症状を呈する例があることは古くから知られていた。以下のPallisの論文は1955年に発表されたものである[2]。病巣や病態についての詳細な検討はなされていないが，相貌失認のみならず地理的障害についても症状の詳しい記載がある。

Pallisが報告したのは右後大脳動脈閉塞症により相貌失認と地理的障害

(街並失認)を呈した51歳，右利き男性である。

 a. 相貌失認に関する記載（「　」は患者自身の訴えを示す）
・患者は医療従事者の顔を見て誰であるか同定できなかった。
・「すべての顔が同じように見えることに気づいた。自分の妻と娘たちの区別ができない」

> **✤ サイドメモ ✤**
>
> **相貌失認**
>
> 　相貌失認は「熟知した人物を相貌によって認知する能力の障害」である。この場合の認知とはその人物が誰であるかわかること，すなわち「同定」のことである。
>
> 　「熟知した人物」には2つの意味がある。家族など発症以前から熟知している人物（旧知の顔）と，主治医，担当看護師など発症してから頻繁に会うようになった人物（新規の顔）である。相貌失認では通常この両者の同定障害を呈する。ただし，経過を追うと旧知の顔のほうは改善し，新規の顔の同定障害のみが残ることがある。
>
> 　相貌失認は視覚性失認の一型であるから，視覚以外の感覚を用いれば（例えば声を聞けば）同定可能でなければならない。その人物の名前を言う，人となりを言うなど言語的な手段を用いても誰だかわかるはずである。これらの手段を用いても同定不可能な場合は相貌失認とはいわない。この点はときに誤解されることがあるので注意が必要である。
>
> 　相貌失認があっても，髪型，ひげ，ほくろ，眼鏡などの顔の付属物が，ある人物に特有な場合には，それらをヒントに同定可能な場合がある。したがって，検査のときにはこれらの「付属物」のない写真を用いるべきである。
>
> 　本文でも触れているように，相貌失認と街並失認の症候には共通点が多く，基盤となっている病態は同一と考えられる。しかし，ともに単独で発現し得ることから明らかなように，両者の機能を担う脳部位はやや異なる。

- 「眼や鼻や口ははっきり見える」
- 「目を閉じて妻や子供たちの顔がどう見えるかを十分思い出すことができる」

b. **地理的障害に関する記載**(「　」は患者自身の訴えを示す)
- 患者は病院内のいろいろな場所を繰り返し訪れたが，何度も道に迷った。あるときは間違って女性病棟に行ってしまったこともある。
- 患者はちょっと見ただけで，居間とオフィス，田舎の道と幹線道路を区別できた。
- 「風景がまったく変わって見える」
- 「心の中では場所がどこで，どのように見えるか正確に知っている。T広場とそこへ行く通りを難なく思い浮かべることができる。商店街の店の並びを知っている。カジフからロンダ・バレーまでの地図を描くことができる。しかし，その場所にいるに違いないと思っても，それを認知できない」

これらの記載から，相貌失認と街並失認がきわめて類似した症候であることがわかる。さらに，この患者の訴えのなかには，街並失認における症候上の問題点と考えられるいくつかの項目がすでに含まれているのである(本章 3. 参照)。

Paterson & Zangwill および Pallis の報告後も，相貌失認についての論文の中に地理的障害の合併について触れているものがある[3~15]。ただし，これらの多くは簡単な記載(例えば「病院内を移動する際に迷う」，「病院内の地図が描けない」，「熟知しているはずの場所，建物に関する記憶がない」，「自分の家や街中の通りが見慣れないものに感じる」など)のみにとどまっている。

このように，地理的障害に関する研究が進まなかった理由として，統一的な定義や分類がない，検査法が確立されていない，孤立性障害がまれである，などがあげられる。地理的障害についての比較的詳細な報告が発表されるようになるのは，Pallis の報告からさらに 20 年以上を経た 1970 年代後半に入ってからである。

2. 街並失認との出会い

　街並失認の詳細に入る前に，ここではまず，私の出会った何人かの患者のプロフィールを紹介する。そして，その時点で私が考えたこと，感じたことを振り返ってみたい。

症例　B，男性，右利き(高橋ら[16]，1989にて既報)

　筆者が最初に出会った街並失認の患者である。
　◆**現病歴**　1984年某日，午後からしきりに「目が疲れる」と訴えた。翌日午前3時頃，目を覚ましたところ眼前がぼやけて何も見えないことに気づいた。同日近医を受診し，脳梗塞と診断された。視力の回復とともに家族，知人などの熟知しているはずの人を見ても誰だかわからないことに気づいた。同時に自宅付近など，熟知した場所で道に迷うようになった。
　◆**既往歴**　1979年から高血圧にて内服治療中である。1980年，構音障害と左半身のしびれ感が出現したが一過性であった。
　◆**神経学的所見**　意識は清明で見当識も正常である。瞳孔は正円同大で，対抗反射は迅速である。両眼の視力低下(初期には0.1以下，その後徐々に回復)と左同名性半盲を認める。その他の脳神経領域には異常はない。四肢の筋力，筋緊張，腱反射は正常で，感覚障害もみられない。
　◆**神経心理学的所見**　地理的障害のほかに相貌失認が明らかで，家族の顔，自分の顔も同定できない。初期に左半側空間無視と構成障害が認められたが，その後消失した。注意障害，記憶障害，失語症，失行症，物体失認はみられない。WAISは言語性IQ 115，動作性IQ 62，総合IQ 96であった。
　◆**画像検査所見**　頭部MRI(図**2-1**)では，右海馬傍回，舌状回，紡錘状回，楔部に病巣がみられる。PET(図**2-2**)では右側頭・後頭葉内側下面に酸素消費量の低下を認める。いずれも左大脳半球には異常はみられない。

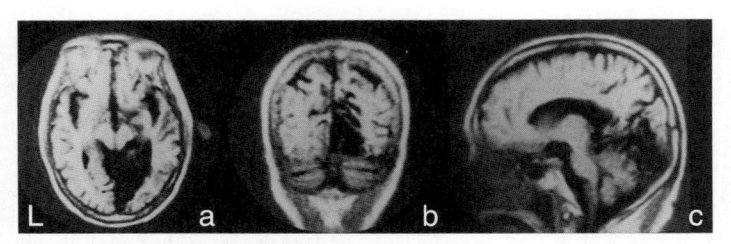

図 2-1 頭部 MRI(T1 強調画像)
a:水平断像　b:冠状断像　c:矢状断像

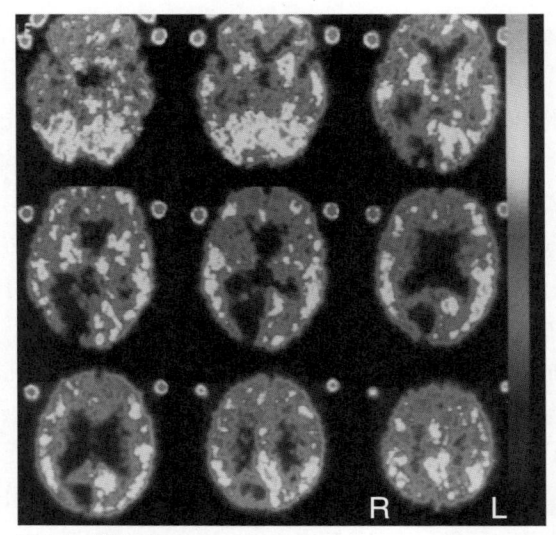

図 2-2　PET

【地理的障害】

　◆**症候**　自宅付近の建物や風景に既知感がなく,「初めて見るようだ」と訴える。自宅から数百mの範囲でも道に迷う。隣の家を自宅と間違えて入りそうになったこともある。自宅からやや離れた場所に行くときはもっぱら看板の文字をたよりにしていた。その後しばらくして,自宅は玄関前の赤いポストと塀の黒い線を目印にしてわかるようになった。発病後

通院するようになった大学病院への道も迷いやすく，常に妻の付き添いが必要であった。

　◆**検査所見**　私がBを診察するようになったのは1985年7月からである。本章の1.で触れたように，こうした症状の存在自体は古くから知られていたが，この時点で地理的障害に関する比較的詳細な報告はごく少数であった[17〜19]。この興味深い症候の病態を明らかにするために，以下のような順序で検討を進めた。

　1）まず考えたのは，Bに建物や風景がきちんと見えているかどうかである。この点を確認するためにBにとって未知の建物の写真を2枚1組で呈示し（計10組），その異同を尋ねた。通常よりやや時間を要したがこれは10組とも正解した。個々の写真で細部の特徴（門や塀の外観，ドア，窓，屋根の様子など）も尋ねたが，これも正確に答えることができた。建物や風景の形態は正しく認知，識別できているらしい。ただし，判断に時間がかかるのが気になった。街並の形態の認知に何か微妙な障害があるのだろうか。

　2）次に，病態はおそらく合併する相貌失認と類似しているであろうと仮定して，以下の検査を行った。

◉熟知した街並（建物・風景）の同定：自宅および自宅付近の建物（10枚）と風景（7枚）の写真を見せてそれらを知っているかどうかを尋ねた。その結果，これらのすべてに「見覚えがない」と答えた。しかし，「この石の塀は○○さんの家の塀に似ている」，「この青い屋根の家はうちの近くにある家かな」などと細部には既知感がある様子である。

　道路をはさんで自宅の向かい側の風景の写真を見せたとき，「はっきりわからないが，ここに置いてあるものを見ると，これは△△工務店の作業場かな。もしそうなら，自分の家は手前の右側にある」と答え，風景が同定できればその付近の地図は頭の中で描けるようだ。

◉自宅の外観の想起：自宅の外観を思い出し，正面から見た絵を描くよう求めると「まったく思い出せない」と答え，屋根と窓のような形を描いた（図**2-3**）。これは熟知した街並の記憶像の消失を意味しているのだろうか。

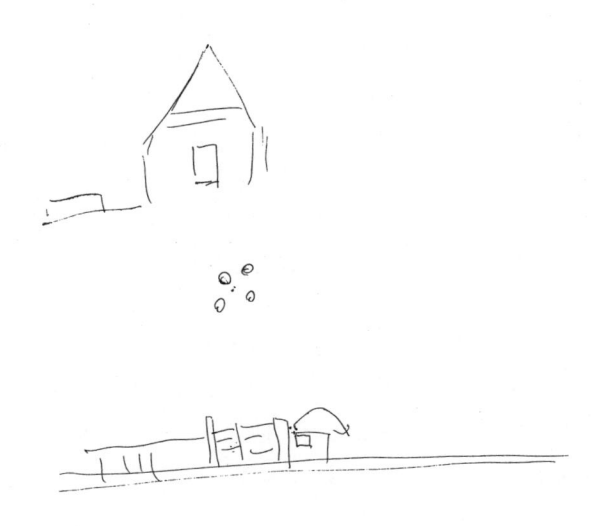

図 2-3　自宅の外観を想起して描いた図(症例 B)

　Bは家族など熟知した人の顔についても想起できないと言う。顔と街並の記憶像のみが単独で消失することがあり得るのであろうか。
　この図(図2-3)でもう1つ興味深かったのは，手前に描いた塀，門，郵便受けの絵がかなり正確に描けていることである。つまり，「家の顔」は思い出せないか，その付属物(顔でいえばひげやほくろに当たる？)の記憶像は保たれているらしい。
◉病院内の風景の同定：患者にとって新規の場所である病院内の写真(外来，検査室など)を呈示したが，これらもまったくわからなかった。
　以上から，BはPallisの報告例同様，旧知の場所でも新規の場所でも街並失認がみられることが確認された。
　3)第1章 2.(14頁)で述べたように，「街を歩く」には街並の認知・同定のほかに現在地から目的地までの方角定位能力も必要である。通院中の大学病院は自宅からは歩いても通える距離にある。Bのこの能力をみるために自宅-病院間の地図を描いてもらうことにした。これはかなり正確に描

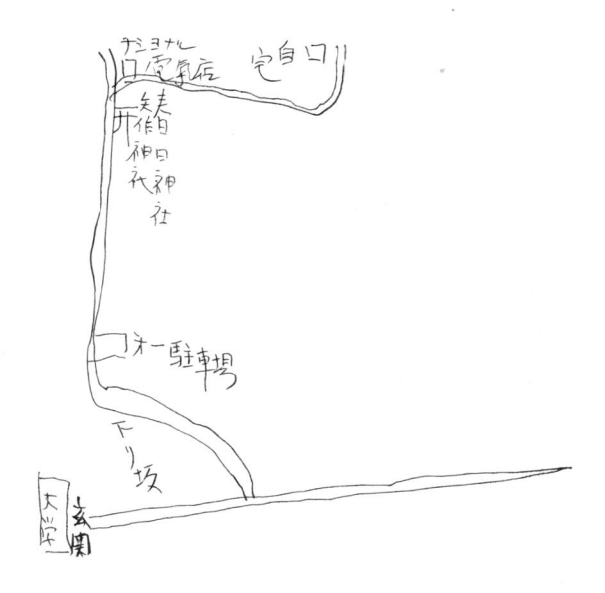

図 2-4 自宅-病院間の地図の描写(症例 B)

くことができた(図 2-4；筆者自身が歩いて確認した)。自宅内部の見取図も描いてもらったが，右隣にある妻が描いたものと比較すると正確に描けていることがわかる(図 2-5)。

　Bは狭い範囲も比較的広い範囲も「見えない範囲」の地図は頭の中で描けるのだ。建物，風景といった「街の顔」が同定できないために道に迷うのである。予想通り「人の顔」の同定障害である相貌失認と同様の機序によるらしい。いわゆる「付属物」に既知感がある点も相貌失認と類似している。

　Bの相貌失認と地理的障害は1年以上の比較的長期にわたって持続したが，その後消失する。これについては本章3.で述べる。一方，数週間以内という短期間で消失する場合もある。

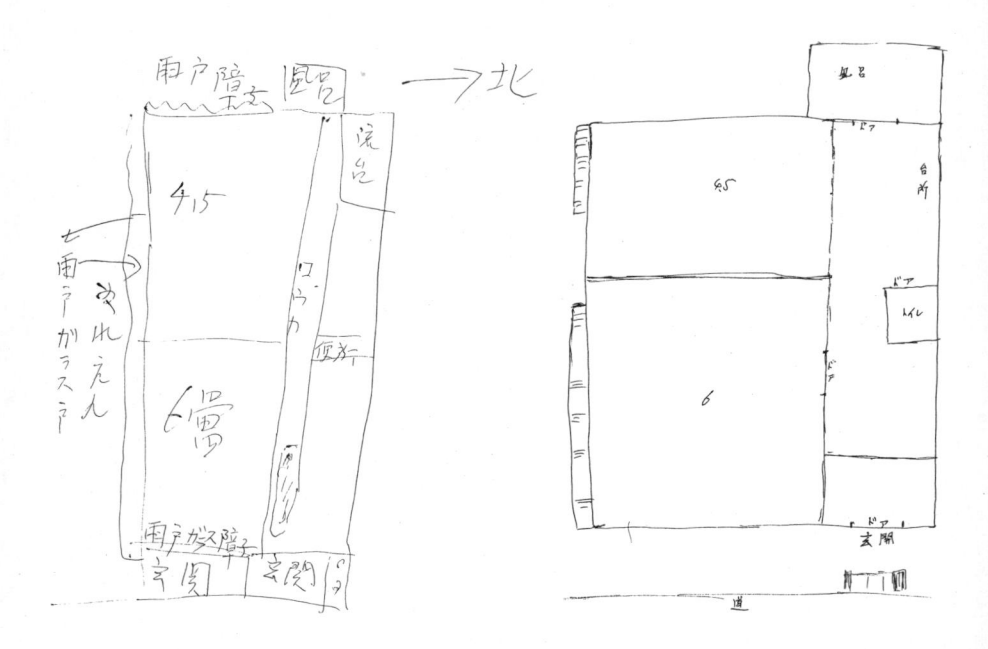

図 2-5　自宅の間取りの描写(症例 B)

症例　C，男性，右利き

◆現病歴　自宅近くでマージャンをしているとき，左側が見にくいことに気づいた。終わって外に出ると，周りの景色が初めて見るもののように見え，自宅に帰る道がわからなくなった。友人に道を聞いて何とか家に帰り着くことができた。途中の景色はよくわからなかったが，看板などを見て，「ここにいるんだ」とわかった。家族や友人の顔は見てすぐわかった。

それから2週間くらいして自宅付近の街並はよくわかるようになった。しかし，仕事で遠方に出かけると，数回行ったことがある場所でも，景色が見慣れないものに見え，道に迷いやすかった。

発症から3週後，道に迷う症状はなくなったが，左視野の見にくさが持続するため大学病院眼科を受診した。左上四分盲があり，頭部 CT で脳梗

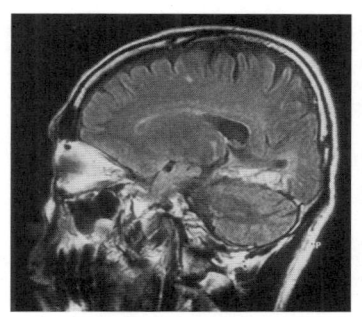

図 2-6　頭部 MRI（フレアー画像，矢状断像）

塞を認め，神経内科を紹介された。

◆**神経学的所見**　意識清明，見当識正常。視力は正常で，左上四分盲を認める。その他，脳神経領域に異常はない。四肢の運動，感覚にも異常はみられない。

◆**神経心理学的所見**　神経内科受診時は地理的障害，相貌失認などの神経心理学的異常は認められなかった。MMSE は 30/30 である。ベントン視覚性記銘力検査では正確数 6，三宅式記銘力検査では有関係 8-10-10，無関係 6-7-8 と記銘力障害もみられない。Milner の顔の記銘力検査を参考にして作成した，日本人の顔写真を用いた記銘力検査では 8/12 と正常範囲である。同様の形式で作成した風景の記銘力検査でも 11/12 で，こちらも異常はみられない（これらの検査の詳細についてはサイドメモ「Milner の方法」参照）。

◆**画像検査所見**　MRI では右海馬傍回後部から舌状回前部とそれに隣接する紡錘状回に病変がみられる（図 2-6）。

　C は症状発現時に病院を受診しておらず，正確な評価はできない。だが，本人の訴えからは，旧知の場所での街並失認の存在が強く疑われる。新規の場所の障害は確認されていないが，数回訪れたことのある場所でも道に迷っているので，新規の場所での症状もあった可能性が高い。M さ

んの街並失認は持続期間が約3週間と短いことが特徴である。症状が1年以上続いているYと比較すると病巣の範囲が狭いようだ。これが持続期間と関係しているのであろうか。

BとCは旧知の場所と新規の場所の両方で症状がみられた。次に紹介するDは，新規の場所のみの街並失認があり得ることを私に教えてくれた最初の患者である。

❖ サイドメモ ❖

Milnerの方法

この検査は顔の記銘力をみるために考案されたものである（Milner, 1968）。被験者にとって未知の異なる25枚の顔写真（男性12人，女性13人）を用意する。まず，そのうちの12枚を45秒間呈示して記憶させる。その後，以下の3つの課題を施行する。

1) 90秒後に25枚の中から初めに見た12枚を選択させる。この間干渉として，この課題と無関係な視覚性課題を行う。
2) 干渉なしに，90秒後に同様の再認課題を施行する。
3) 45秒呈示した後，間をおかずに再認課題を施行する。

Milnerは，てんかんの治療のため側頭葉または前頭葉切除を行った患者を対象にこの検査を施行した。右側頭葉前部切除例では左側頭葉切除例，前頭葉切除例，正常例と比べて1)と2)の課題で成績が悪いという結果であった。

筆者らはこの方法を応用し，25枚の街並（建物を含む風景）の写真を用いて，3課題のうちの2)の方法で検査を行った。健常者では，高齢でも12枚中8枚以上を正解することがわかっている。

■文献
・Milner B : Visual recognition and recall after right temporal-lobe excision in man. Neuropsychologia 6 : 191-209, 1968.

2. 街並失認との出会い

症例 D. 69歳，男性，右利き

◆**現病歴** 1986年某日の朝，自宅から3 kmほど先の職場に自転車で向かった。この職場には2年くらい前に3カ月間ほど通ったことがある。その日は約2年ぶりになるが，道はわかっていた。ところが，職場の近くまで来て急にどこを走っているのかわからなくなった。「周りの景色が違って見え変に感じた」と言う。職場に行くのをあきらめて自宅に戻ろうとしたが，帰りの道もよくわからなかった。通行人に聞いたりしてまごついていると，自宅付近を通る「○○行き」と書かれたバスが通りかかったので，その後を懸命に追った。自宅付近に来ると見慣れた風景であることがわかり，自宅も見てすぐわかった。同日病院を受診し，脳梗塞の診断で入院した。

◆**既往歴** 5～6年前，心不全で入院歴がある。

◆**神経学的所見** 意識は清明で見当識も正常である。瞳孔は正円同大で，対抗反射は迅速である。視力は正常であるが，左上四分盲がみられる。その他の脳神経領域には異常はない。四肢の筋力，筋緊張，腱反射は正常で，感覚障害もない。

◆**神経心理学的所見** 後述する地理的障害を除き，相貌失認，半側空間無視，構成障害，記憶障害を含む神経心理学的異常はみられない。

◆**画像検査所見** 頭部CTでは，右側頭葉内側部に低吸収域がみられる（図2-7）。頭部MRIでは，右海馬傍回後部と紡錘状回に病巣を認める（図2-8）。

【地理的障害】

◆**症候** 入院後1週間以上たっても，検査室に行って部屋に戻れなかったり，1階の売店に行ってエレベーターの場所がわからなくなるなど，地理的障害が明らかであった。

◆**検査所見** 直ちにB同様の検査を施行した。未知の建物の異同弁別や細部の特徴の口述にはまったく問題ない。自宅付近の地図や自宅内部の見取図も正確である。病歴から想像されるようにBとは異なり，自宅付近の街並の写真の同定も可能である。唯一障害がみられたのは病院内の写

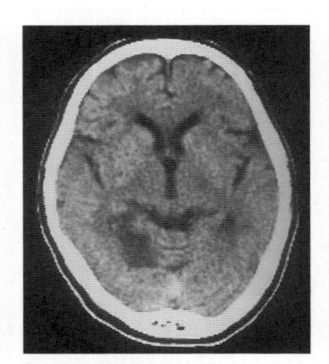

図 2-7　頭部 CT

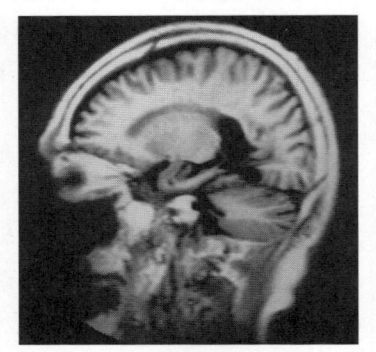

図 2-8　頭部 MRI（T1 強調画像，矢状断像）

真を呈示したときである。5 枚の写真を 1 枚ずつ呈示し，どの場所かを尋ねたが，正解したのは 1 枚のみであった。

　D の地理的障害は徐々に軽くなり，発症約 1 カ月半後にはすべて消失した。

　B の診察を続けていた筆者には，D の症状は 2 つの点で非常に特異に思えた。1 つは発症時から旧知の場所では症状がなかった点である。以前数カ月通ったことがあるという場所は旧知と新規の中間ととらえるべきかもしれないが，自宅付近ではまったく異常はみられなかった。従来の街並失認の報告では，「自宅付近でも道に迷う」という旧知の場所での症状が強調されている。新規の場所のみの街並失認があり得るのであろうか。MRI で見た D の病変部位は B や C と比べてかなり狭い範囲である。病変の広がりの差が関係しているのだろうか。

　もう 1 つ特異に思えたのは，C 同様，症状の持続が短期間だったことである。これには新規の場所のみの症状であったことが関係しているのだろうか。それともやはり病変の広がりの差によるのであろうか。

　一方，新規の顔や街並が覚えにくいという症状のみが 10 年以上にわたって持続している症例もある。

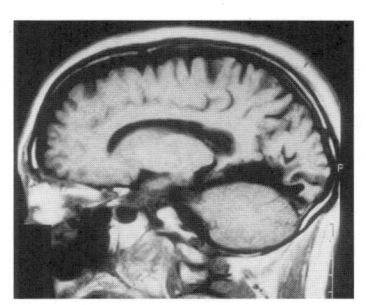

図 2-9　頭部 MRI（T1 強調画像，矢状断像）

症例　E，男性，右利き

◆**現病歴**　某年某日，急に左視野の見づらさが出現したため病院を受診し，脳梗塞と診断された。その後，新たに会った人の顔や新たに訪れた場所の風景がなかなか覚えられなくなった。

たまたま頭痛があって私の外来を初めて受診したのが脳梗塞発症後 15 年経過したときであった。頭痛は緊張性頭痛であったが，本人から「会社で営業をしていて，大勢の人に会わなければならないのですが，なかなか人の顔が覚えられないので困っているのです。名前は覚えられるのですけどね」という訴えがあった。さらに「営業でいろいろな場所に行かなければならないのですが，場所もなかなか覚えられません。人からは建物の正面の様子だけではなくて周りの景色もよく見ろと言われるのですが，それでもわからない。景色が頭に入らないのですね」と言う。

これは相貌失認，街並失認の症状ではないか。すぐに以前撮った MRI のフィルムを取り寄せると，まさに右側頭後頭葉内側部に病変がある（図 2-9）。ただし，家族の顔や古くからの会社は病初期から見てすぐわかるし，想起も可能という。新規の顔と場所のみの症状らしい。

ベントン視覚記銘検査では正確数 7，三宅式記銘力検査では有関係 8-10-10，無関係 1-4-7 と正常範囲の結果である。しかし，前述の顔の記銘力検査では 5/12，風景は 6/12 と明らかに低下している。やはり，顔と

風景が覚えられないのだ。

　この症状が15年にわたって持続している。病巣を見ると，Bよりは狭く，Dよりは広い。しかし，Cとはあまり違いがないようである。症状の持続に関係しているのは病変の広がりのみではないらしい。

街並失認における症候・病巣上の問題点

　これらの自験例やPallisの症例を通じて，街並失認に関する問題点を次のように整理してみた。

【症候】
1. Bを診察していて気になったことだが，建物や風景が健常者とまったく同じように見えているのであろうか。
2. Pallisの例では旧知の建物の視覚的想起が可能であったとされるが，Bでは不可能であった。どちらが本質なのであろうか。あるいは両者ともあり得るのか。また，想起が不可能な例では，街並の記憶像そのものが消失しているのであろうか。

【病巣】
1. 街並失認は右後大脳動脈領域の脳梗塞によって生じることが多い。このなかで街並失認発現に必要十分な病巣はどこか。
2. 旧知と新規とで病変部位に違いがあるのか。
3. 相貌失認との合併例が多いが，それぞれ単独で発現する場合もある。両者の病巣に違いがあるのか。

【その他】
1. 街並失認では旧知の場所と新規の場所のいずれでも症状が出現する。しかし，新規の場所のみの症例もある。この2つは区別して検討する必要がある。この両者の違いはどこにあるのであろうか。
2. B，Eのように数年以上持続する例と，C，Dのように短期間で消失する例がある。この違いは何によるのか。街並失認の報告例は少ないが，ことによると気づかれないまま数週間で消失す

　　　　る例はもっと多いのではないか。
　　③ここで呈示した4人の患者は全員男性である。これは偶然であ
　　　　ろうか。それとも男性に多く，女性に少ないという性差が存在
　　　　するのであろうか。

これらの問題点について，次項で検討することにする。

3. 街並失認の症候と病巣

1) 街並失認の症候

詳しい症候学的検討を施行できたのはD, Bを含む4人の患者である（表2-1）。本章の2.で提起した問題点について，新たに考案した検査も含め以下のような検討を行った。

　a. 街並（建物・風景）の認知・識別

　同じ写真と異なる写真の2枚ずつの組み合わせ（計10組）を作成し，1

表 2-1　症候学的検討対象例

症例	年齢/性/利き手	旧知/新規	合併症状	病変側	病因
1 (D)	男/右	新規のみ		右	脳梗塞
2	72/男/右	旧知＋新規		右	脳梗塞
3 (B)	男/右	旧知＋新規	相貌失認 左半側空間無視 構成障害	右	脳梗塞
4	73/男/右	旧知＋新規	相貌失認 左半側空間無視 構成障害	右	脳梗塞

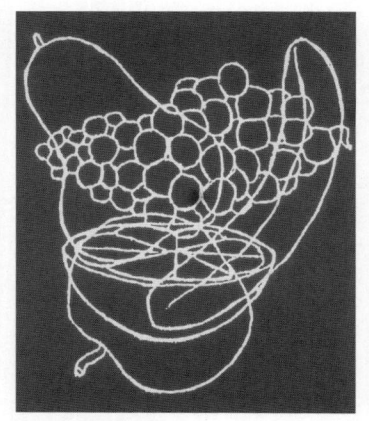

図 2-10　錯綜図

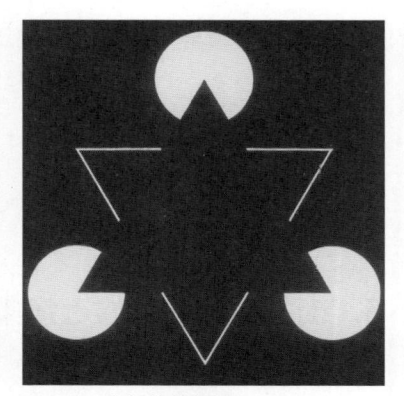

図 2-11　主観的輪郭線

組ずつ呈示して異同を答えさせた．また，患者にとって未知の建物，風景の写真を見せて，その特徴を口述させた．

　結果は4例とも10組すべてに正解し，特徴の口述も正確であった．しかし，とくに症例3，4で健常者に比べ判定に時間がかかるようである．そこで，街並以外の一般的な視覚性認知機能に異常がないかどうかを見ることにした．

b．視覚認知機能検査

　施行したのは，錯綜図（Poppelreuter，図 2-10），線画，主観的輪郭線（図 2-11），状況画の認知である．結果は症例1，2，3ではすべてで正常範囲内であった．症例4では錯綜図，線画，状況画の認知で正常以下の成績であった．やはり街並失認の症例の中には一般的な視覚性認知機能に障害をもつ例がある．さらにいえば，こうした検査ではとらえられない何らかの形態認知障害が潜んでいるのかもしれない．

　しかし，筆者は現在，これが街並失認の病態の本質とは考えていない．本章2．で紹介したDやEは健常者とまったく同じ速度で課題をこなしているし，街並失認を呈さない後大脳動脈閉塞症の患者のなかにも，こうした課題の処理に時間がかかる例があるからである．

c. 熟知した街並の同定

これは街並失認の存在を客観的に確認するための検査である。

◉旧知の場所の同定：患者の自宅や自宅付近の建物・風景の写真を用意し，それを患者に呈示して何の建物か，どこの風景かを答えさせた。同じ目的で，国会議事堂，金閣寺などの「名所」を用いて検査する場合もあるが，これらは個々の患者によって熟知度が異なるため不適当と思われる。

この検査では新規の場所のみで症状を呈した症例 1 を除き，3 例とも障害が明らかであった。具体的な反応は 2. の B に関する記載（33 頁）を参照されたい。B 以外にも，塀や門などの「家の付属物」に既知感を示す例があり，これは街並失認の症候上の特徴の 1 つと考えられる[20]。

❖ サイドメモ ❖

covert 認知と overt 認知

相貌失認とは熟知した顔を見ても誰であるか同定できない症状である。ところが，同定できなくとも意識下ではその人物に関する何らかの視覚情報を得ていることを示すデータがある。すなわち相貌失認患者のなかには overt な認知が障害されていても，covert な認知が保たれている例が存在する。

covert な認知の確認には，皮膚電気反応や P 300 を用いた電気生理学的方法，顔と名前とを対応させる干渉課題や学習課題などがある。例えば，相貌失認の患者は有名人の顔を見ても，未知の顔と同様「見覚えがない」と答える。しかし，有名人の顔写真を多数用意し，それに正しい名前をつけた群と誤った名前をつけた群を学習させると，正しい名前の群のほうが早く覚えられることがある。こうした症例では有名人の顔を見たときに，誰であるか同定できなくとも，何らかの情報が感知されていることを示している。

街並失認に関しては，筆者の知るかぎりこうした検討はなされていない。相貌失認と同様の結果が期待できそうだが，いかがであろうか。

◉新規の場所の同定：発症後，患者が新たに頻繁に訪れている場所で，本来ならすでに「熟知」しているはずの街並の写真を用いる。発症後，患者が入院あるいは通院している病院やその内部の写真を用いることが多い。

自験例でも病院の写真を呈示して，「見たことがある場所ですか」と尋ねたが，全例でまったく既知感がない様子であった。

d．熟知した街並の外観の想起

街並失認で，熟知した街並の記憶像が保持されているかどうかは，病態

> ❖ **サイドメモ** ❖
>
> **地理的障害のリハビリテーション（その1）**
> 　地理的障害では視覚性（街並失認），あるいは視空間性（道順障害）の情報処理に問題がある。一般に，視覚を介する認知に障害があるときは，他の感覚（触覚，聴覚など）を用いて代償することを考える。しかし，地理的障害は「街を歩く」といった広い空間内の異常であるから，こうした手段は有効ではない。リハビリテーションとしては，言語的手段の活用が中心となる。実際に第2章，第3章で紹介した地理的障害の患者たちは，道に迷ったとき，標識や看板などの文字を手がかりとしている。
> 　街並失認では，旧知の場所にもかかわらず，目の前の街並を見ても何の建物か，どこの風景かがわからない。しかし，頭の中に地図を描くことはできる。ごく狭い地域なら，「玄関を出て右に行き，次の角を左に曲がってまっすぐ行き，その次の角の左手前に（目的の家が）ある（はず）」と想起した地図に従って移動してもよい。
> 　これより遠いところでは地図を持って移動する。地図には，言語化した情報を記入しておく。標識や看板（〇〇銀行，〇〇酒屋など）はもちろん，手がかりとなる文字がないところでは，目印となる視標を言語化して記入する。例えば，「緑の大きな郵便受け」，「赤い屋根瓦の家」などである。地図にポイントとなる場所の写真を添付してもよい。街並失認の患者では，地図上の写真と目の前の風景とのマッチングは可能だからである。

を考えるうえで重要である。しかし，これを厳密に客観的に評価するのは難しい。1つの方法として建物の外観を想起して口述，記述させてみた。これも旧知と新規に分け，旧知の場所については自宅や自宅付近の建物，新規については病院やその付近の建物とした。

結果は，旧知の場所については症例1では可能であった。しかし，他の3例では「まったく思い出せない」という反応である。新規の場所については4例全例で想起不可能であった。街並の想起について記載のある報告は少ないが，想起可能であるとする症例（Pallis, 1955；Bornstein, et al[21], 1959；青木ら[22], 2003）と不可能とする症例（Whitty, et al, 1973；Whiteley, et al, 1978；Landis, et al, 1986 の case 2, case 6）がある。

想起不可能な場合は何を意味するのか，旧知の場所と新規の場所に分けて考えてみたい。

⦿旧知の場所：2つの可能性がある。1つは記憶像が消失している場合，他の1つは保持されているが再生ができない場合である。現在筆者は後者が有力と考えている。その理由は，想起不可能であった症例の中に，経過を追うと，街並失認が消失する例があるからである。ここで再び 2. に登場した B の話に戻る。

B の経過

1986 年 5 月 28 日（発症から約 1 年半後），いつものように私の外来に来た B が，「先生，顔がわかるようになりましたよ」と言う。本人や家族の写真を見せると，直ちに正解する。相貌失認が改善したのだ。「家や風景はどうですか？」と聞くと，これもわかるようになったと言う。自宅の正面の写真を見せるとすぐわかる。自宅を斜めから見た写真もすぐわかる。街並失認も改善したらしい。

さらにその1カ月後の外来日に「妻の顔を思い出せます」と言うので，「自宅はどうですか？」と尋ねると，「自宅の様子も頭の中で思い出せます」と言って描いたのがこの図である（図 2-12）。あまり上手とはいえないが，症状のあったとき（図 2-3）と比べるとかなりよく描けている。街並失認の消失と同時に旧知の街並の想起も可能になったのだ。

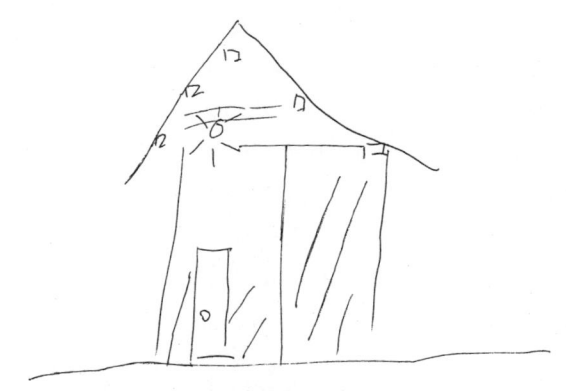

図 2-12 街並失認消失後に自宅の外観を想起して描いた図（症例 B）

　このことは顔や街並の記憶像そのものが消失していたのではなく，再生が障害されていたことを示している。
⦿新規の場所：街並の記銘，保持，再生のいずれかの障害の可能性がある。現在，筆者は記銘の障害と考えている。理由の1つは街並の記銘力検査の結果である。今回呈示した4症例には施行していないが，2.で紹介したEはMilner（1983）の方法にならって筆者が考案した街並の記銘力検査で，健常者と比べ低下が認められている[23]。

　もう1つ参考になるのはEpsteinら（2001）の報告である[24]。彼らは海馬傍回病変により，新規の場所で街並失認を呈した2症例を報告した。彼らは，これらの症例で，風景の認知，記銘，再認のいずれが障害されているのかをいくつかの検査を用いて検討している。
　主な検査を以下に示す。
① Legoで作った風景，Legoで作った物品，実際の部屋の中（家具のない空き部屋），実際の物品の4種類の写真を用いる。これらの風景，物品は立体的に見えるように作ってある。風景や物品の上には赤い点が2つずつ付けてある。患者はランダムに呈示された4種類の写真を見て，2つの赤い点のどちらが手前（自分の近く）にあるかを判断

する。この検査は認知機能を見るもので，記憶の要素はない。もし患者が風景の認知に障害があるなら，Legoで作った風景や空き部屋の写真のほうが物品よりも成績が悪いはずである。

② Legoで作った風景，Legoで作った物品，実際の風景，粘土細工の物品，建物，顔，無意味図形，発音不可能な新作語（wilch, thipperなど）の8つの刺激を用いた。これらのそれぞれについて，目標とする写真の間に干渉として異なる写真を入れて連続的に呈示し，あらかじめ見た写真と同じか否かを答えさせた。ただし，干渉の数は0，2，4個の3通りで検査した。もし，患者の記憶に問題があるなら，風景では物品より成績が悪いはずである。

結果は以下のとおりであった。

① 2症例とも困難なく施行することができ，正常対象と同様の成績であった。したがって，物品よりも風景の認知が困難という事実は認められない。

② 2症例とも粘土細工の物品，無意味図形，発音不可能な新作語では健常者と比べて低下は認められなかった。Legoで作った風景では，干渉数が0のときは健常者と同様の成績であった（ここでも認知が正常であることがわかる）。しかし，干渉数が4になると成績が悪化した。Legoで作った物品と比べても大きく低下している。さらに1例では実際の風景での検査で，干渉数が4のときには正常対象より40％以上悪い成績であった。

この結果から，Epsteinらは，これらの症例が新規の場所で街並を同定できないのは認知面や記憶の再認・再生の障害ではなく，街並の記銘の障害によると考察している。

以上の検討結果を総合すると，街並失認における症候学的特徴は以下のようになる。

1) 街並（建物，風景）の形態的認知はほぼ正常に保たれている。
2) 旧知の街並を視覚的に想起できる例とできない例がある。
3) 経過も考慮すると，旧知の街並の視覚的記憶像は保たれている例が

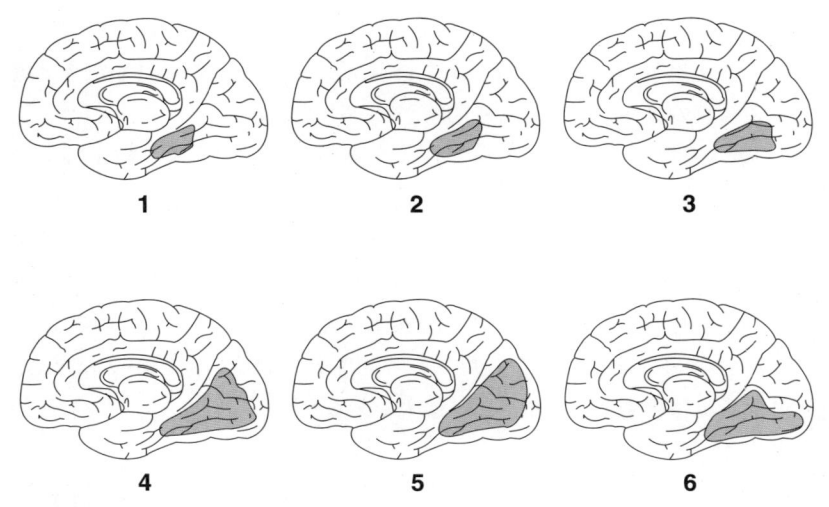

図 2-13 街並失認の病巣(自験例)

多い。
4) 新規の場所での障害は，新たに見た街並が記銘できないことによる可能性が高い。

2) 街並失認の病巣
a. MRIによる病巣検討

2.で紹介した患者も含めた6例の病巣の模式図(**図 2-13**)と病変部位の詳細(**表 2-2**)を示す。図2-23，1〜3は街並失認のみを呈した症例で，4〜6は相貌失認との合併例である。病変側は6例とも右側のみで，左半球には異常はみられない。

まず，街並失認のみを呈した症例(1〜3)を見てみる。症例1の病巣は海馬傍回後部とそれに隣接する紡錘状回である。症例2，3では海馬傍回後部からその後方の舌状回前半部にかけてと，それらに隣接する紡錘状回である。合併例(4〜6)の病巣もこの部分を含んでおり，ここが街並失認の発現に最も重要な部位と思われる。

表 2-2 街並失認（自験例）の病巣

症例	病変側	病変部位					
		海馬	海馬傍回	紡錘状回	舌状回	楔部
1 (D)	右		✓	✓		
2	右		✓	✓	✓	
3 (C)	右		✓	✓	✓	
4 (B)	右	✓	✓	✓	✓	✓
5	右	✓	✓	✓	✓	✓
6 (E)	右		✓	✓		

表 2-3 街並失認（文献例）の病巣

症例	病変側	病変部位				
		海馬	海馬傍回後部	紡錘状回	舌状回	楔部
Habib ら(1987) case 2	右	✓	✓			
舟川ら(1994)	右		✓	✓	✓	✓
Pai(1997)	右		✓	✓		✓
大原ら(2000)	右		✓	✓	✓	
Epstein ら(2001)						
case 1	左	✓	✓	✓	✓	
case 2	右		✓	✓	✓	✓
青木ら(2003)	右		✓	✓	✓	

病巣について詳しく記載されている文献例を見ても同様の結果である。右海馬傍回は全例で障害され，舌状回，紡錘状回にも多くの例で病変がみられる（表 2-3）。

b. 病変側

自験例 6 例の病巣は全例右半球に限局していた。本書で取り上げた文献例 45 例を見ると，44 例は右（34 例）または両側病変（10 例）である（一部筆

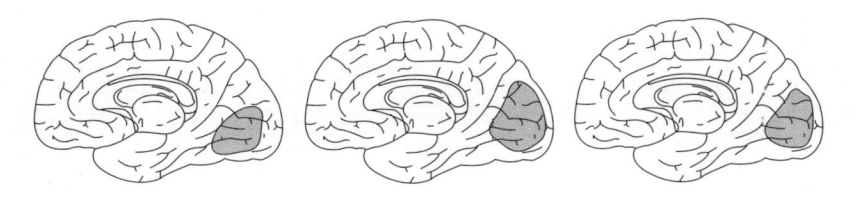

図 2-14 相貌失認のみを呈した症例の病巣(自験例)

者の推定を含む)。左側病変の1例(Okada, et al, 1979)も左利きの家族歴を有している。このことは街並の同定に関与する神経機構は右半球への側性化が著しいことを示している。

c. 相貌失認との相違

街並失認のみを呈した症例と相貌失認合併例の病巣を比較検討してみた。すると，合併例の病巣は紡錘状回，舌状回の後方部分に伸展していることがわかる。さらに，相貌失認のみを呈した症例を見ると紡錘状回，舌状回の後半部に病巣がみられる(図2-14)。このことから，街並失認の病巣と相貌失認の病巣は近接しているもののやや異なるものと思われる。すなわち，街並失認の病巣は海馬傍回後部から舌状回前部にかけての領域と，それに隣接する紡錘状回にある。一方，相貌失認の病巣はそれよりやや後方の舌状回，紡錘状回の後半部に存在する。

3) 病因

自験例は6例全例が右後大脳動脈領域の脳梗塞である。文献例を見ても脳梗塞によるものがほとんどであるが，ほかに頭部外傷(横山ら，1966；Whiteley, et al, 1978)，嚢胞(Landis, et al, 1986, case 9)，腫瘍(Landis, et al, 1986, case 12, 15)，脳出血(Landis, et al, 1986, case 13)，多発性硬化症(桧野ら，1989)の報告がある。

4) 新規の場所と旧知の場所

DとEは病初期から旧知の場所では異常がなく，新規の場所のみで症

❖ サイドメモ ❖

緩徐進行性地理的障害(その1)

　神経心理症状の多くは，脳血管障害，脳腫瘍，頭部外傷などの限局性病変を呈する疾患によって生じる。しかし，変性疾患でも初期に巣症状を呈することがある。その場合，特定の神経心理症状が潜在性に発症し，進行性の経過をとる。「緩徐進行性失語」がよく知られているが，失行，失認にも同様の報告がみられる。原因疾患としてはアルツハイマー病，前頭側頭葉変性症，皮質基底核変性症などがあげられる。

　筆者は地理的障害についても，右側頭葉内側部あるいは脳梁膨大から頭頂葉内側部にかけての領域から病変が始まれば，少なくとも病初期には「緩徐進行性地理的障害」を呈する症例があるのではないかと考えていた。最近，そうした症例が報告された。

　Rainvilleら(2005)は，いわば「緩徐進行性街並失認」の1例を報告している。症例は71歳，右利き男性である。徐々に，家族や友人の顔を見ても誰だかわかりづらくなった。「話をすると誰だかわかる」という記載があるので，これは相貌失認といえる。

　同時に自分の住んでいる町にある建物や有名な建造物を見ても何であるかわからないことに気づいた。ただし，見てわからない建物でも名前を言われると，そのほとんどを認知できた。このことは第5章2．で紹介する「意味痴呆」例と異なり，その建物の意味自体は保たれていることを示している。この症状は，著者の分類では「街並失認」に相当する。全般的な知能や記憶には問題ない。すなわち，緩徐進行性の相貌失認と街並失認を呈した症例とまとめられる。

　MRIでは，右側頭葉，とくに紡錘状回と海馬傍回に萎縮が認められた。これも街並失認の病巣に一致している。

■文献
・Rainville C, Joubert S, Felician O, et al : Wayfindig in familiar and unfamiliar environments in a case of progressive topographical agnosia. Neurocase 11 : 297-309, 2005.

状がみられた。街並失認の報告例のほとんどは旧知と新規の両者で症状がみられる。しかし，新規の場所のみの症例も少数ではあるが報告されている。

　Habibら（1987）の報告した4症例のうち，case 2は症状の記載内容から街並失認と考えられる[25]。この症例は，発症当初は旧知の場所と新規の場所で症状がみられたが，1カ月後からは旧知の場所の症状は消失して新規の場所のみとなり，Dと似た経過をとっている。

　相貌失認の合併はない。病巣の模式図を見ると（図2-15）右海馬～海馬傍回後部にあり，やはりDと似た部位の限局病変である。

　前述のEpsteinら（2001）の2症例は，ともに新規の場所での街並失認と相貌失認を呈している。1例の病巣は両側性で，海馬傍回後部，紡錘状回内側部，舌状回下部にあり，右半球病変のほうがやや広範で紡錘状回後部に及んでいる。もう1例は右半球のみの病巣で，海馬・海馬傍回後部から

✤ サイドメモ ✤

相貌失認における性差

　もう1つの熟知視覚像である相貌失認についても男性の発症率が高い。私が現在まで経験した8例のうち6例が男性である。相貌失認の性差についてはいくつかまとまった報告がある。Mazzucchiらのレビューによると，相貌失認74例のうち約80％が男性であった。これは，原因の多くを占める脳血管障害がやや男性に多いことを考慮しても，男性に多いという結果であった。その後，兼本も相貌失認114例のレビューを行い，同様の指摘をしている。この性差の原因は，やはり相貌の識別・同定機能における男女の側性化の違いによるものであろうか。

■文献
- Mazzucchi A, Biber C：Is prosopagnosia more frequent in males than in females? Cortex 19：509-516, 1983.
- 兼本浩祐：相貌失認の性差について—114例の文献例の検討．失語症研究 10：191-197, 1990.

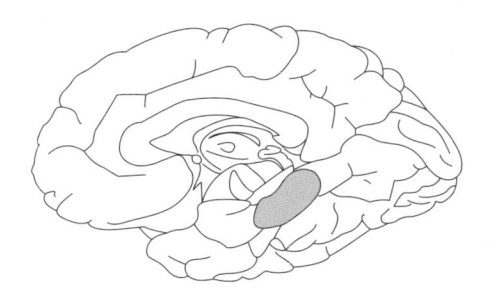

図 2-15　Habib ら(1987)の症例(case 2)の病巣

紡錘状回内側部，舌状回下部を含み，やはり病変は後方まで伸展している。

　これらの症例に共通する病巣は海馬傍回後部であり，この部位が新規の街並の記銘に関係していることがわかる。

5) 症状の持続期間

　旧知の場所での街並失認を呈した自験例を見ると，持続期間は3週間のC，1年半のBから，さらに2年以上持続する例までさまざまである。文献例では半年～数年以上持続する症例が多いようだ。一般的には病巣が両側性，あるいは一側性でも広範で後方に伸展すると持続が長い傾向がある。しかし，例外もあり，病巣の広がりだけでは説明できない。

　一方，きわめて短時間で消失した街並失認症例の報告もある。一過性脳虚血発作(TIA)の症状として発現した場合である。Lin ら(2000)の報告した症例は55歳の右利き男性である[26]。床屋で自分の番を待っているとき，急に窓の外の景色が見慣れないものに見えた。床屋を出て車を止めてある駐車場に行こうとしたが道がわからず，家族に電話して来てもらった。自宅を見てもわからない。この症状は12時間以内に消失したため病院は受診していない。その2週間後に右側頭後頭葉内側部に脳梗塞を起こし，症状は持続性となった。

　街並失認の原因の大部分は後大脳動脈領域の脳梗塞である。このような

一過性脳虚血発作として症状が起こることも，実際にはまれならずあるのではなかろうか．街並失認を呈しても持続が短く，他の神経症状がなければ，そのことで病院を受診することは少ないのではないかと思われる．

6) 性差

自験例は全例男性であった．文献例を見ても，本書で取り上げた48例中女性はわずか6例で圧倒的に男性に多い．厳密に比較するには後大脳動脈領域梗塞の男女それぞれの発症率も含めて検討しなければならないが，それを考慮しても男性の優位は動かないであろう．

一側の限局病変で症状が起こりやすいということは，その機能が脳内で分散せずに，ある部位に集約されていることになる．このことは，それだけ効率的な処理機構の形成を意味しているのだろうか．もしそうなら，第1章3.(21頁)で触れたように，男性のほうが地理的機能がすぐれていることの1つの傍証となるかもしれない．

> **❖ サイドメモ ❖**
>
> **一過性街並失認**
>
> 筆者の外来を受診した患者を紹介する．中年の会社員の男性である．歩いて通勤途中，急に回りの風景が見慣れないものにみえるようになる．10～30秒くらいすると元に戻る．その間は自分がどこにいるのか，どちらに行ったらよいのかわからなくなる．長年勤めている工場内でも同様に，初めての場所にいるように感じることがある．こうした発作性の症状が受診2カ月前に始まり，2日に1回くらい起こっている．
>
> 外来での神経学的所見は正常である．建物の写真の認知・識別にも問題はない．患者の訴える症状はまさに「街並失認」である．初診後，1カ月を経た時点から発作頻度が減少し，その後ほとんど起こらなくなった．てんかん性の機序も疑われるが，MRI，脳波で異常はなく，原因は特定できなかった．

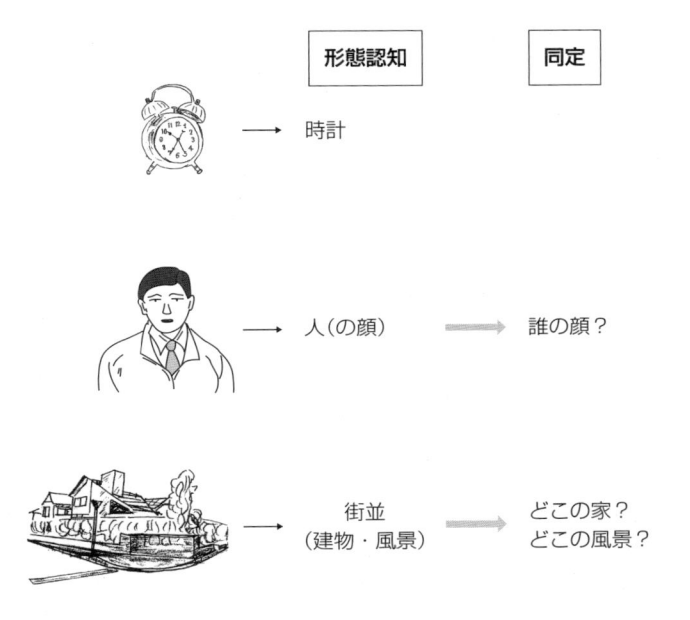

図 2-16 視覚性認知・同定の過程

4. 熟知視覚像の失認

　私たちが日常生活で見る対象は多岐にわたる。顔，街並（建物・風景），乗り物，衣類，家具，電気器具，文房具，動物，植物，絵，文字など数えあげればきりがない。これらは視覚性認知機構の観点から見ると，大きく2つに分けられるのではないだろうか。顔および街並とそれ以外である（図 2-16）。
　顔と街並以外の視覚対象は，通常，見てそれが何であるかわかれば用が足りる。例えば，動物園の猿山を見ても，「ああ，猿がたくさんいるな」と思うだけで，すべての猿を区別して見ているわけではない。歯ブラシを見たときでも，それが歯ブラシとわかればよい。この場合，さらに次のス

テップが必要とすれば，これは自分の歯ブラシ，これは娘のと，せいぜい数個の違いを判別する作業が加わるだけである。

　一方，顔と街並はそれ以外の視覚対象とは大きく異なる。顔は見てそれが顔である，あるいはどういう顔（まゆ毛の濃い顔，鼻が高い顔など）であるとわかっただけでは不十分である。通常，次のステップが必要とされる。知っている顔か知らない顔か，知っているとすれば「誰の顔か」あるいは「この顔は誰か」という作業である。家族，親類，知人，職場の同僚から雑誌，テレビに出てくる有名人を含めると，おそらく私たちは一生の

> ### ❖ サイドメモ ❖
>
> **それぞれの熟知視覚像**
> 　顔と街並はすべての人に共通した熟知視覚像である。しかし，それ以外にも個々の人にとっての「熟知視覚像」が存在する場合がある。例えば，犬を100頭飼って，それぞれに名前をつけて区別している人にとっては，その飼い犬たちも熟知視覚像といってよい。相貌失認患者では，このような個々の患者にとっての熟知視覚像が，顔と同時に同定できなくなることがある。
> 　私の経験した患者は両側側頭後頭葉内側部の脳梗塞によって持続性の相貌失認を呈していた。「毎朝鏡を見ながらひげを剃るとき，他人の顔のひげを剃っているようで変な気持ちになるんですよ」などと言い，いわば筋金入りである。
> 　この患者はかなり以前から釣りを趣味にしており，休暇のたびに海に出かけていた。「以前は魚が釣れると，水面のところに顔を出した瞬間に何の魚かすぐわかったんです。ところがこの病気になってからは見てもなんだかさっぱりわからない。釣り上げて，手でつかむとようやくわかるんです」と言う。魚は彼にとっては熟知視覚像であり，相貌失認と同時に魚の種類の同定障害を呈したものらしい。手でつかむ（体性感覚を用いる）とわかるというのもいかにもそれらしい。文献上でも，動物，車，鳥などの同定障害を呈した患者の報告がある。

間に，何百もの顔を識別・同定しているだろう。

　街並についても同様である。ある建物を見て，それが建物であることやどういう建物（高層である，窓が多いなど）であるかわかっただけでは終わらない。顔同様，見たことのある建物か，見たことがあるとすれば「何の建物か」という作業が続く。風景も同様である。顔ほど意識はしていないが，街並に関しても一生の間にかなり多くの建物や風景を識別・同定しているはずである。

　このように，顔と街並（建物・風景）は多数の同種の物の中から個々を識別・同定しなければならない点で特異な地位にあるといえよう。筆者らが以前，この両者をまとめて「熟知視覚像」と呼んだ理由はここにある。

　顔と街並に関する認知，同定のシステムが脳内のきわめて近接した部位で，近似した神経機構によって営まれていることは十分予想されることである。この点を考慮に入れると，相貌失認，街並失認といった視覚性失認以外でも，顔と街並が同時に関係する症状が発現するのもうなずける。例えば，以下のような症状がある。

1）人と風景の幻視 （高橋ら，1996にて既報）

　患者は45歳，右利き女性。右の視野内に数個の光の点が現れ，5秒ほど点滅して消える発作が出現した。10日ほどしてから，右視野内に人の姿と木の連なりが，やはり1分程度出現する発作も起こるようになった（図2-17）。人の姿は胸から顔にかけてである。顔の詳細まではよくわからない。木の連なりは「以前に見た風景のような気がする」と言い，既知感を伴っていた。

　神経学的には視野障害（右上四分盲）のほかには異常はみられない。神経心理学的にも幻視のほかには異常はない。

　MRI（T2強調画像）では，左側頭・後頭葉底部に，周囲を低信号で囲まれた小楕円形の不規則な高信号域が認められる（図2-18）。その特徴的な所見から海綿状血管腫と考えられる。脳波では幻視出現時に，左優位に全般性の高振幅徐波がみられた。

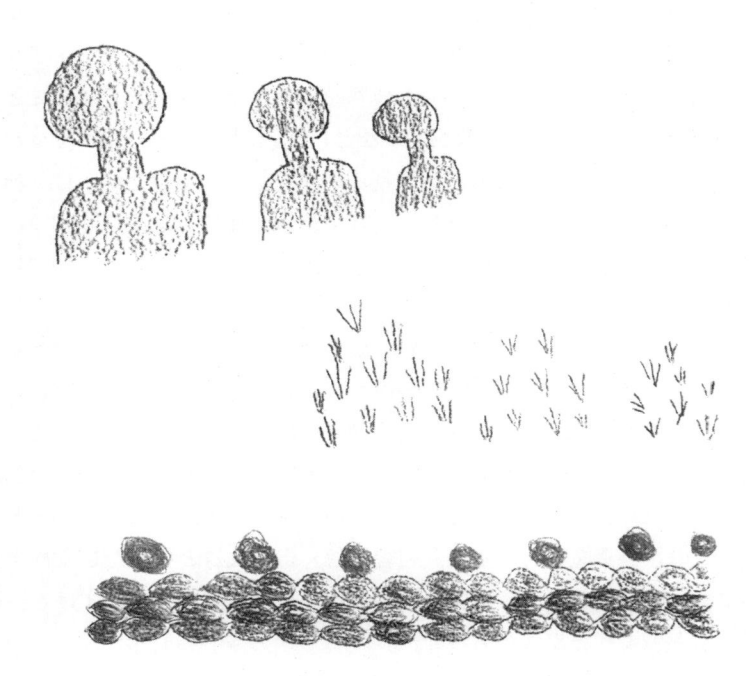

図 2-17　人と風景の幻視（患者の描画）

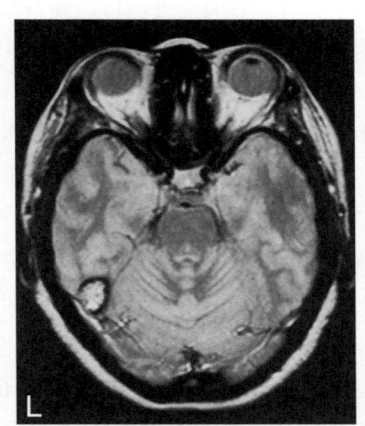

図 2-18　頭部 MRI（T2 強調画像，水平断像）

この症例は海綿状血管腫を焦点とするてんかん発作（単純部分発作）を呈したものと考えられた。幻視の内容が人と風景のセットである点が興味深い。

2）人と場所の誤認

患者は46歳，右利き男性である。交通事故で頭部外傷（両側前頭葉脳挫傷，左急性硬膜下血腫）受傷。受傷時，高度の意識障害あり。減圧開頭，血腫除去術を施行した。その後徐々に意識が回復したが，記憶障害とともに人と場所の誤認が明らかとなった。

記憶障害は5～6年の逆向性健忘と比較的高度の前向性健忘があり，作話を伴う。1カ月以上，ずっと入院しているにもかかわらず，「昨晩は自宅に泊まったのですか」と聞くと，「いいえ，祖母の家です。祖母の家から自宅に電話して子供を起こしました」とすらすら答える。続けて「奥さんは自宅にいなかったのですか」と尋ねると，「外に泊まっていたんです」

❖ サイドメモ ❖

重複記憶錯誤

本文で取り上げた幻視や「人と場所の誤認」のほかに，人と場所がセットで登場する症状として重複記憶錯誤がある。この症状は特定の人物や場所など，本来1つしかないものが複数あると思い込む現象である。

「今住んでいる自宅が別の場所にもう1軒ある」，「実在の妻のほかに，妻がもう2人いる」などと訴える。報告を見ると，記憶錯誤の対象となるのは本書でいう「熟知視覚像」のようである。さまざまな原因による記憶障害をもつ患者にみられ，一種の作話反応と考えられている。

過去に経験した人や場所の記憶像と，現実のそれとが混乱したかたちで認識されるのかもしれない。右半球病変例の報告が多いのも「熟知視覚像」の認知や記憶の神経機構との関連で興味深い。

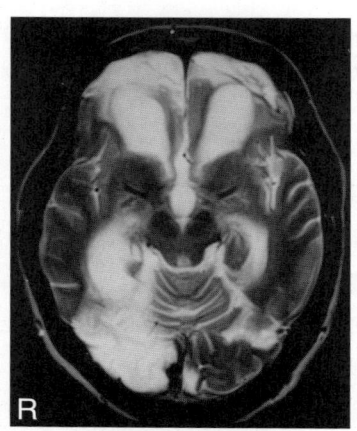

図 2-19 頭部 MRI（T2 強調画像，水平断像）

という具合である。

　家族や職場の同僚は顔を見てすぐわかり相貌失認はない。自宅も見てすぐわかる。自宅付近の地理もよく理解しており，地理的障害もない。

　妻の話では，ときどき妻を「自分の姉」と言い出すことがあるという。妻の本人に対する非難がきっかけになることもあるが，とくに誘因がなく急に始まることもある。いったん言い出すと，説得しようとしても納得しない。夜間に起こることが多い。翌日目を覚ますと自然に消失していることもあるが，そのまま数日続くこともある。

　また，自宅内にいて急に「今，海外にいる」と言い出すことがある。場所は以前行ったことのある台湾やハワイのことが多い。そこのホテルの中にいるという。誘因がないこともあるが，テレビを見ていてこれらの場所の話題が出たことがきっかけになることもある。この場合も話の矛盾をついて修正しようとしても納得しない。

　MRI（T2 強調画像）では右側頭後頭葉の広範な領域と両側前頭葉に高信号域があり，左側頭後頭葉内側部にも小病変が認められる（**図 2-19**）。

　この症候は従来知られている重複記憶錯誤ともカプグラ症候群とも異

なっている。人間や場所に関する意味記憶像が，誤ったかたちで解放されて生じるのであろうか。いずれにせよ，この症例でも症状は人と場所の組み合わせである。

《こぼれ話①》
アーサー王の台座
　街並失認の最も古い報告の1つは，エジンバラのピーターソンとザングウィルグの2人の研究者によるもので，その報告によればこの患者は風光明媚な街並みや区画そのものをまったく理解することなく無視し，気づくことがなかった。
　驚くのは退院した患者が車で家に帰ろうとし，有名なペンギンのダンスで知られる動物園はおろか，名所旧跡として知られ，巨大なエジンバラのアーサー王の台座，この巨大な風景を認めることができなかったことである。台座は大きで日本の国会議事堂をしのぐ。

《こぼれ話②》

ヘルダーリンの詩篇より「わが持分」────ヘルダーリン

　ドイツを代表する詩人で，乏しき時代に古代ギリシアを羨望し，多数の詩を残した。「わが持分」は土地と台地にしっかり根を下ろした自己の生活を歌いあげた。人はみなそうであるべきだが，晩年の詩人は精神の病のために悲惨な生涯を終えた。伝記作家のシュテファン・ツバイクが優れた評伝を残した。人間はだれも地理と地誌を除外してかたときも生きることはできない存在である。

わが持分

秋の日は充溢して静かに憩い
葡萄は純度を高め　森の果実は
赤らむ　やさしい花の多くが
大地に謝して　散り果てた後。

野中の静かな径(こみち)をもとおれば
充ち足りた農夫らの財(たから)は
一面に熟している。骨折り甲斐のある
働きの末　この富が成り出でた。

空からいそしむ者たちに
木々を透かして　柔らかな光がさし
喜びを分かち合う。人間の手ばかりで
実りが得られるわけではないのだ。

おお金色の光よ　私をも照らすのか
微風よ　昔のように喜びを恵み
幸福な人をめぐるように
わが胸のほとりにさまようのか？

私も昔は幸福だったが　つつましい生は
薔薇のように移ろいやすい。ああしかし
なお私に残された　やさしく
咲き匂う星は　しきりに昔を思わせる。

幸せなのは　おだやかに貞淑な妻を愛し
ひとかどの家郷の　おのが籠の傍(かたえ)に生きる人
堅い地盤を天は照らす
篤実な男の眼には　ひときわ美しく。

固有の地に根づかぬと　植物のように
人間の魂は燃えつきてしまう。
日の光ばかりをたよりに
あわれな人間は　神聖な大地をめぐるのだ。
あまりに強く　天上の高みにあるものは
私を引き上げる　嵐の日にまた晴れの日に。
私は胸の内に食い入るのを感じる
こもごも変転する神々の力が。

しかし今日は　静かになじみの径を辿り
森に行かしめよ　森の梢を
すがれ行く葉が金に彩る。わが額も
そのように飾れ　やさしい思い出よ！

また願う　すがれ行くわが心が救われ
ひとなみに　安住の地を得るように
故郷を失ったわが魂が
生を超えてあこがれ出ることのないように。

歌よ　わが親しい隠処(こもりど)であれ！
幸福を恵むものよ　いたわりいつくしみ
私が育てた庭であれ！　永久に若い
花のもとをへめぐり　私は生きよう

68　こぼれ話―「わが持ち分」

　単純素朴に。外では力強い時の潮が
　変転常なく波立って
　はるかにざわめく時も
　静かな日輪が　わが営みを推し進める。

　人間に好意を持つ天上の諸力は
　誰にもその持分を祝福する
　おお　私の持分にも祝福を与えよ
　あまりに早く運命の女神が　わが夢を終わらせぬように。

（川村二郎訳）

第3章
方角がわからない──道順障害

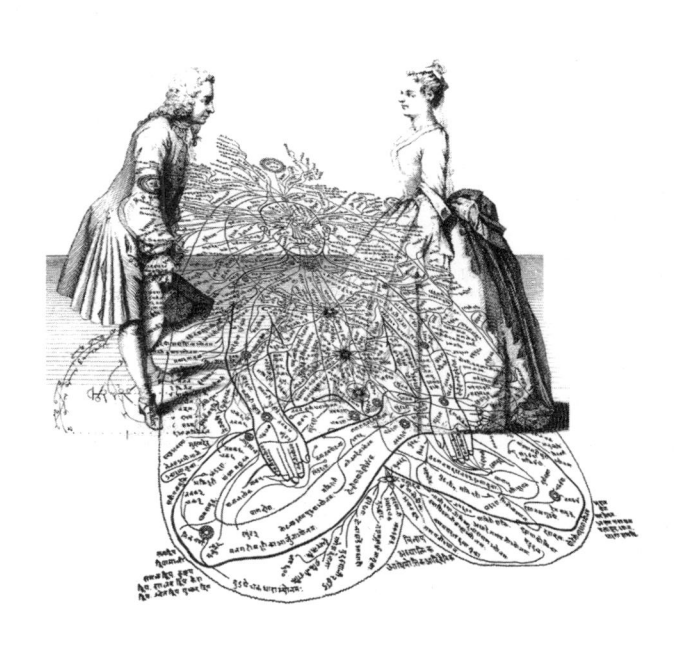

1. 歴史的背景

　「道順障害」という概念は古くから知られていたわけではない。この点は街並失認の歴史とは大きく異なる。前章で述べたように，街並失認は，相貌失認に伴う地理的障害として古くからその存在を知られていた。一方，道順障害が注目されるようになったのは，筆者らの検討も含め，1980年代後半以降である。

　ただし，従来の報告の中にも，道順障害に相当する症例の記載がまったくないわけではない。古くは1900年のMeyerによる報告の中に類似例の記載がある[1]。しかし，その後は報告がきわめて少ない。その理由は，後述するように，道順障害の病巣が障害を受けにくい脳部位であることに加えて，症状が短期間で消失する例が多いためと思われる。

　ここでは，Meyer, Kaseら[2] (1977)，Holmesら(1919)の症例を紹介する。

1) Meyerの症例 (症例1, 2)

　症例1は49歳，男性。左同名性半盲とともに地理的障害を呈した。失語や物体失認はなかった。記憶は軽度の記銘力障害があることを除き良好であった。地理的知識の記憶には問題ないが，地理的位置関係の記憶には重度の障害がみられた。彼のホームタウンはブレスラウである。その中の主な公共施設がある通りの名前を言うことは可能であった。しかし，自分の家(または病院)からこれらの施設にどのように行くかを口述・記述することが不可能であった。ブレスラウの地図上に自分のいる場所を定位することもできなかった。

　以前からよく知っている病院から自宅まで連れて行くよう求めると，病院の外に出た所で，どちらの方角に行くべきかよくわからなかった。結局，近くにある商店の看板を見て方角の見当をつけた。

　症例2は64歳，男性。急性の視力・視野障害で発症した。この患者も

家から病院までの道筋や職場の位置を述べることができなかった。住んでいた家の部屋数や窓の数は正しく言うことができた。しかし，個々の部屋の位置について，廊下や階段との相互の関係を尋ねると正しく答えることができなかった。この症例は剖検が得られており，左後頭葉の底面と右の楔部周辺に病変が認められた。

2）Kaseらの症例

症例は63歳，右利き女性。突然の頭痛，嘔吐，けいれんで発症し，昏睡状態となり入院した。意識回復後はいわゆるBálint症候群（精神性注視麻痺，視覚性運動失調，視覚性注意障害）が明らかであり，目の前の物品に手で触れるよう求めると手が物品の前後や左右にそれる，同時に2つ以上の物品を認知できないなどの症状がみられた。

3週間後，歩き始めると新たな障害が明らかになった。彼女の歩行はあたかも盲人の歩き方のようであり，しばしば目の前の障害物（椅子，テーブルなど）にぶつかった。これらの物品が何かを認知することは可能であった。廊下に連れて行かれると，自分の部屋へ戻る道がわからなくなり，何度も間違った方角へ行った。

1カ月後退院した。その時点ではBálint症候群は改善していたが，高度の空間的失見当がみられた。彼女はよく知っている場所に行こうとしたり，自宅に戻ろうとしてしばしば道に迷った。

この症例はその後剖検され，右半球優位に両側の上頭頂小葉と楔前部に軟化巣がみられた（図3-1）。

3）Holmesらの症例

第1章1.(4頁)で，「見える範囲」の障害の例として，Bálint-Holmes症候群を紹介した。Holmesの報告した7症例のうち，1919年に報告された1例[3]では，「見える範囲」のほかに「見えない範囲」についての障害の記載がある。

症例は30歳，男性。銃創によってBálint-Holmes症候群を呈した。さ

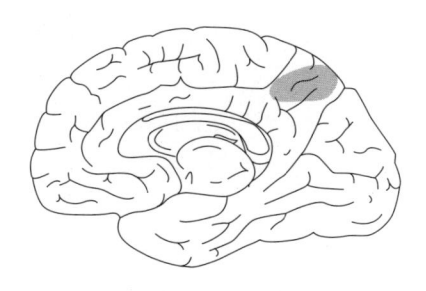

図 3-1 Kase らの症例の病巣
〔Kase ら (1977) より,改変,模式化して引用〕

らに彼は長年住んでいた自宅からその町の鉄道の駅や職場までの行き方がわからなくなった。また,新しい単純な道が覚えられず,しばしば間違った方角に行ってしまった。全般的な記憶には問題なかった。

病巣は明らかではないが,頭蓋にある弾丸の痕からは,銃弾は右角回の後部から入り,左角回上部から出たと推定されている。貫通創なので,両側頭頂葉の内側部も障害されている可能性がある。

ここに紹介した3症例の症候は,いくつかの点で後述する「道順障害」と類似している。熟知した場所での地理的障害である点,ある地点の空間的位置の定位や2地点間の方角定位が障害されている点,全般性の記憶障害では説明できない点,頭頂葉内側部に病巣がある(あるいは推定される)点などである。

Bálint-Holmes 症候群を呈した症例の中には,病変の広がりによっては,道順障害を合併する症例がほかにも存在した可能性がある。しかし,第1章で紹介したAの場合(8頁)のように,多彩な視空間認知障害に隠れて「道順障害」の症状に気づかれないこともあるのではなかろうか。

2. 道順障害との出会い

　筆者は街並失認の検討を進める過程で，地理的障害を呈する症例の中に街並失認とは異なる病態による一群があることに注目した。その最初の報告が1990年の第14回日本神経心理学会での発表（「右辺縁葉後端部限局病変による道順障害」）である（高橋ら，1990）。ここでは第2章2.(33頁)。同様に，私が出会った道順障害の症例を紹介し，その時点での問題点を整理してみたい。

症例　F，54歳，男性，右利き（一部は Takahashi ら[4]，1997にて既報）
　筆者の出会った最初の道順障害の患者である。街並失認に興味をもって検討を進めていた1989年，茨城県の病院に勤務している同僚の医師から，変わった病巣の地理的障害の患者がいるという連絡を受けた。早速診察に向かった。以下にこの患者のプロフィールを示す。

◆**現病歴**　1989年某日，歩いて帰宅途中，突然自宅への道順がわからなくなった。周囲の建物が何であるかはよくわかる。しかし，そこからどちらの方角に行けば自宅があるかがわからない。道路標識や周囲の建物を頼りに迷いながらもなんとか帰宅した。自宅は見てすぐにそれとわかった。

　翌日，自分で車を運転して自宅から病院に向かった。それまで何度も通った道にもかかわらず，病院への方角がわかりづらかった。交差点で止まると回りの風景はよくわかる。だが，そこからどの方角へ行ったらよいかわからない。何度も道を間違えながらも，道路標識や周囲の風景を頼りに病院に着いた。脳出血の診断でその日に入院した。

　入院後も，自分の病室や検査室，トイレなどの位置をなかなか覚えられず，病院内で何度も迷った。

◆**既往歴**　20年前から高血圧，3年前から通風で近医に通院中であった。

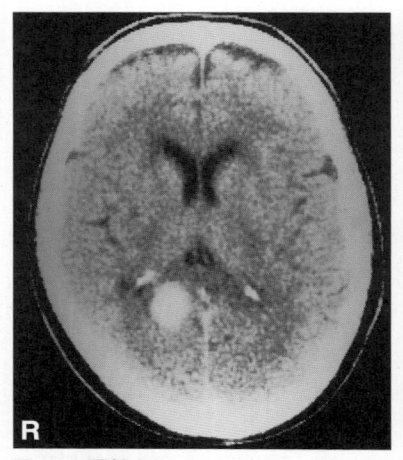

図 3-2　頭部 CT

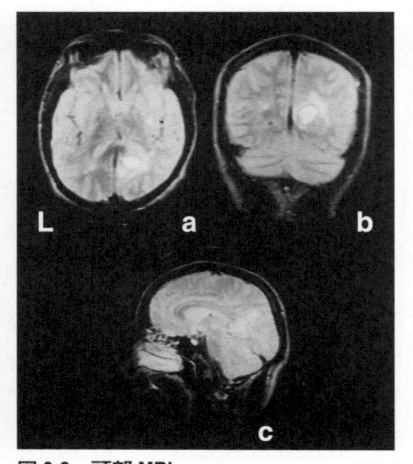

図 3-3　頭部 MRI
a：水平断像　b：冠状断像　c：矢状断像

◆神経学的所見　意識は清明。視力，視野正常。運動麻痺，感覚障害なし。

◆神経心理学的所見　言語は表出面，理解面とも異常なく失語症はみられない。失行，構成障害はない。物体失認，半側空間無視，Bálint-Holmes症候群もみられない。発症前後の状況を正確に述べることができ，エピソード記憶の障害はない。しかし，記銘力検査を施行すると軽度の視覚性記銘力障害が認められる（ベントン記銘力検査で正確数5）。WAISは言語性 IQ 102，動作性 IQ 83，総合 IQ 91 である。

◆画像検査所見　X線 CT では，右脳梁膨大後域の皮質下白質に出血を示唆する高吸収域がみられる（図 3-2）。MRI（T2 強調画像）の水平断像ではX線 CT と同部位の右脳梁膨大後域に高信号域を認める（図 3-3）。矢状断像では脳梁膨大後域から頭頂葉内側部の楔前部に進展する高信号域を認める。

【地理的障害】

◆症候　入院中に診察に訪れた私に対して，F はしきりに「方向音痴に

なった」と訴えた。Fの症状を要約すると，知っている建物や風景は見てすぐそれとわかるが，今自分がいる地点から目的地までの方角がわからないということらしい。これは街並失認とは対照的な症状である。

このことを確認するために，街並失認の患者に行った検査を参考にしながら，以下のように検討を進めた。

◆検査所見　(1) Fの訴えからは，熟知した地域内にある2地点間の位置関係や，ある地点から他の地点までの方角がわからないらしい。まず，自宅から何kmも離れた病院までの地図を描いてもらうと，「よく思い出せない」と言い，かなり省略した図を描いた。

次に，範囲を狭めて，自宅付近の地図を描き，そこに主な建物の位置を記入するよう求めた（図3-4）。自宅の位置だけは定位できたが，他の建物については「歩いていける所に郵便局や銀行があるはずだがどこあったか思い出せない」と当惑している。家族に描いてもらった地図を見ると確かに郵便局と銀行が自宅付近にある。「自宅から郵便局まではどう行くのですか」と聞いても「まったくわからない」と言う。個々の建物の空間的位置がまったく想起できないらしい。

さらに狭い範囲はどうだろうか。自宅内部の見取図を描いてもらうと，やはり部屋の一部を書き落としたり，廊下の位置を間違えたりする。こうした比較的狭い範囲でも一度に見渡せない範囲では，位置関係を想起しにくいようだ。

(2) 入院した病院内でも，自分の部屋や検査室の場所がなかなか覚えられないとの訴えがある。そこで病院内の見取図を描いてもらうと，入院後1週間以上経過しているにもかかわらず，診察室，エレベーター，トイレの位置などが不正確であった。

Fの地理的障害も，旧知の場所と新規の場所の両者で障害がみられるようだ。

(3) それでは一度に見渡せる範囲内はどうであろうか。検査室内で患者の周囲にある物品（テレビ，換気扇など）の位置の記銘検査を行うと，5分後に5/7再生できた。同様にもう少し広い範囲として，検査室の窓から見

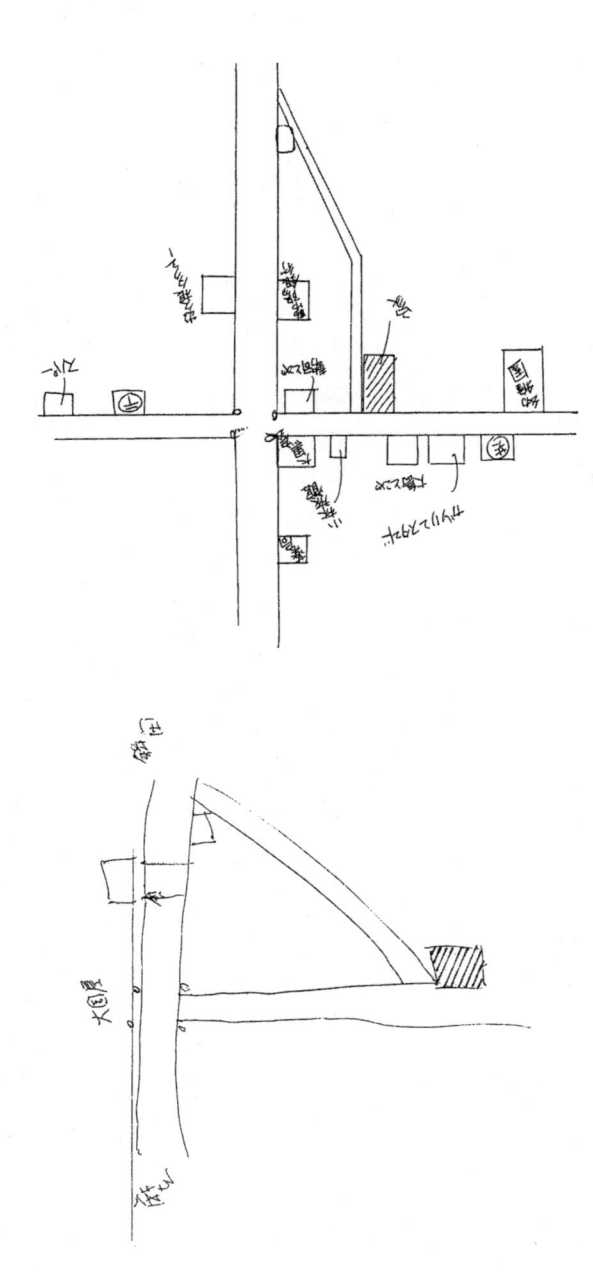

図 3-4 自宅付近の地図の描写
（左は F, 右は家族）

える5つの建物や倉庫などの位置を記憶してもらい，5分後にどの場所にあったか尋ねるとすべて正解した。

大まかな検査ではあるが，「一度に見える範囲内」の建物の位置は記銘できる。つまり，Fは「一度に見渡せない範囲内」（数km以上の広い範囲から屋内まで）の建物（屋内では部屋）の空間的位置関係がわからないらしい。

(4) 念のために，未知の建物の写真の異同弁別を施行したが，すべて正解した。建物の特徴の口述も正確であった。自宅付近の建物・風景の写真も難なく同定することができた。

◆経過　Fの地理的障害は入院後徐々に改善し，発症してから約3週後にはほとんど消失した。

筆者はFの診察をしながら，以前同じような訴えを聞いたことを思い出していた。第1章1.(8頁)で紹介したAである。そこで，当時も私の外来に通院して来ていたAに，早速上述の検査を施行した。

まず，Aの自宅付近の地図を見ながら，付近の主な建物の名称と位置を訪ねると「近くに幼稚園や養老院があるはずだが場所はどこにあるかわからない」と答えた。自宅内の間取りを聞くとトイレや玄関，台所などの位置が不正確である。病院内では「玄関の自動ドアを入った所で，すでに神経内科の診察室がどの方角にあるかわからない」と訴えた。しかし，自宅の写真を見せるとすぐにわかり，自宅付近の建物や風景の写真も15枚中14枚で正解した。

Aは目の前に見えている（すなわち「見える範囲」の）対象の位置，自分との距離などがわからないだけではなく，一度に見えない空間内における建物の位置や現在地からの方角が想起できないのだ。これはまさしくFと同一の症状である。

AのMRIを見直してみると，頭頂葉外側部以外に頭頂葉内側部の比較的広範な領域に（しかも両側性に）病変がみられる（図1-5）。これはFの病巣を含む領域である。

地理的障害には街並失認のほかにもう1つのタイプがあるらしい。それ

は「道の歩き方」に必要な方角定位能力の障害によるのではないか。そしてその機能は右の脳梁膨大部の後方から頭頂葉内側部に存在するのかもしれない。その後，同様の症例を何例か経験することになり，私の予想は確信へと変わることになる。

症例　G，55歳，男性，右利き（一部は Takahashi ら，1997 にて既報）

Gは，6年前からK市内でタクシーの運転手をしている。1993年某日，客を乗せてタクシーを運転中，急に目的地への方角がわからなくなった。道路周囲の建物，風景が何であるかはよくわかる。しかし，そこからどの方角へ行ったら目的地に着くかがわからない。仕事を打ち切って営業所へ帰ろうと思い，客を降ろした。ところが営業所への方角もわからない。建物，風景，標識などを頼りにどうにかたどり着いた。この間，何度も同じ場所を通ったことを覚えている。営業所の建物は見てすぐそれとわかった。

翌朝，病院へ行こうとして自宅の玄関の前に立った。ところが，右に行ったらよいのか左に行ったらよいのかさえわからない。歩いて行ける距離にもかかわらずタクシーを呼ばざるを得なかった。同日，脳出血の診断で入院した。入院後も病院内の地理がなかなか覚えられなかった。

◆神経学的所見　意識は清明で視力，視野障害はない。運動麻痺，感覚障害もみられない。

◆神経心理学的所見　失語症はなく，言語の表出，質問の理解は正常である。観念運動性失行，観念性失行，構成障害はない。視覚性失認，半側空間無視，Bálint-Holmes症候群もみられない。エピソード記憶の障害はなく，発症前後の出来事を正確に述べることができる。ただし，記銘力検査を施行すると視覚性記銘力の軽度の低下がみられる。WAISは言語性IQ 124，動作性IQ 93，総合IQ 111と正常である。

◆画像検査所見　MRI（T1強調画像）ではF同様，右脳梁膨大後域から楔前部にかけての高信号域が認められる（図 3-5）。

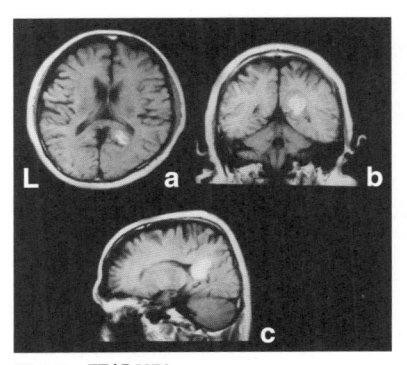

図 3-5 頭部 MRI
a：水平断像　b：冠状断像　c：矢状断像

【地理的障害】

◆症候　Gの症候もFとほぼ同一である．私はGの言った「(病院に行くのに)玄関を出て右に行ったらいいか，左へ行ったらいいかさえわからなかった」という訴えをとくに印象深く思った．これは前述(第1章1.)のAの「(居間に座っていて)目の前のドアを出て，右に行けば何があるか，左に行けば何があるかまったくわからない」と言う訴えと共通している．「一度に見渡せない空間」内にある目的地の空間的位置(方角)が想起できないのである．

◆検査所見　F同様，①K市内の主要な建物の名前をあげて，地図上にその位置を定位すること，②主要な2地点間の道順を想起すること，③入院した病院内の地図を描くこと，に障害がみられた．

Gはタクシー運転手を職業にしており，一般の人よりK市内の細かい地理を熟知しているはずである．そこで，自分が今K市内のある交差点にいると仮定して，そこから周囲を見渡して見える範囲にある建物の名称と位置を想起して口述・記述をしてもらった．まずA地点を指定すると，「右に何，左に何，後ろに何」という具合に，まったく躊躇なく交差点周囲のすべての建物を定位することが可能であった(図3-6)．次にB地点を指定しても同じ結果であった．しかし，この後，「ではA地点からB地

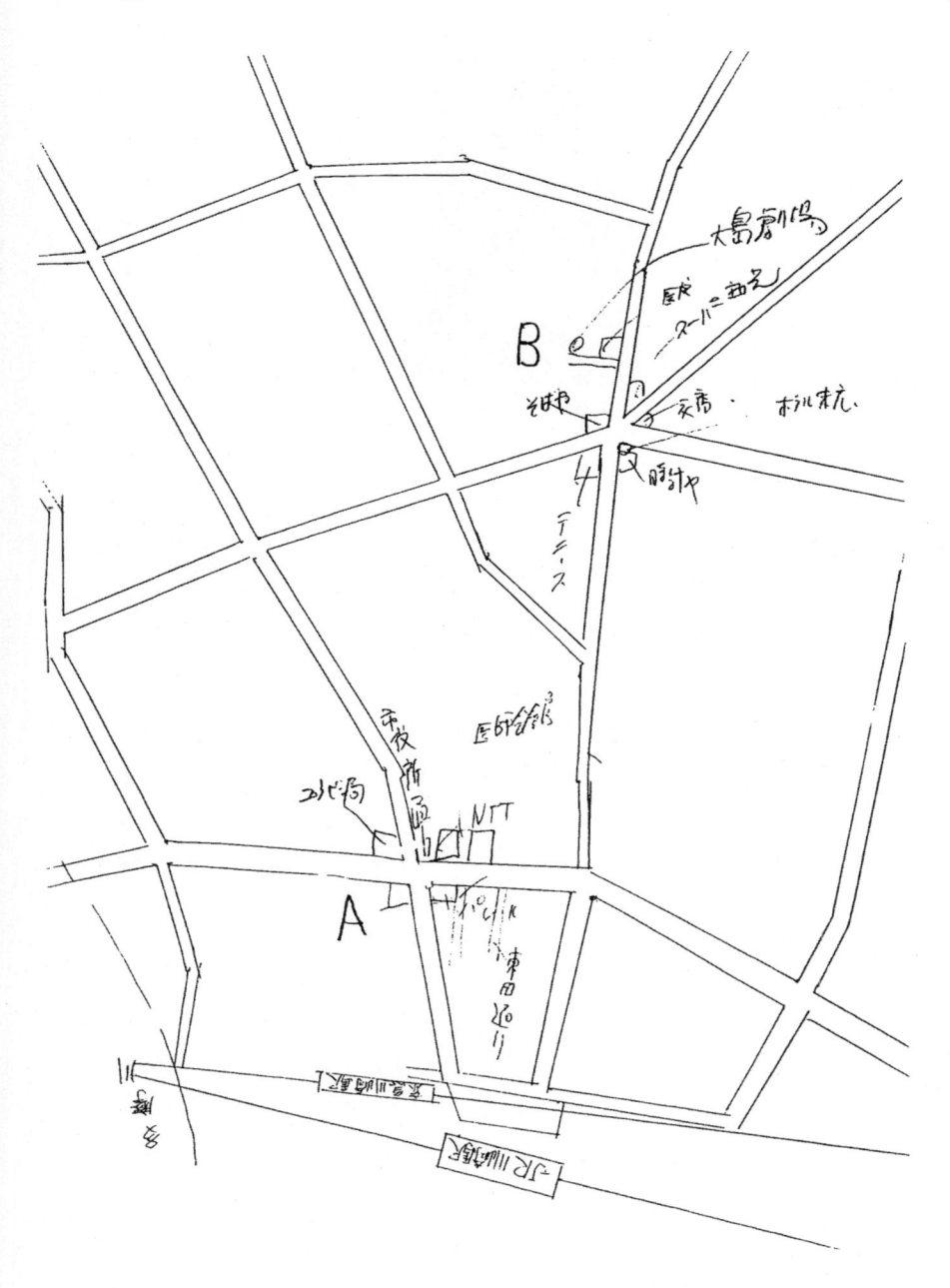

図3-6 K市内のA地点、B地点からそれぞれ見える範囲にある建物を想起

点まではどう行くのですか」と尋ねると，困惑して答えられない。

つまり，ある地点に立ったと仮定して，そこから見える範囲の建物については，その位置を正確に想起することができる。しかし，ある地点から見えない範囲内にある別の地点については位置関係や方角が想起できないのである。

◆**経過**　Gの地理的障害もF同様，持続は短期間であり，発症してから約1カ月後にはほとんど消失した。

道順障害でも街並失認同様，新規の場所のみで症状を呈する場合がある。

| **症例**　42歳，女性，右利き

1年前に軽度の右片麻痺が出現し，脳梗塞と診断され近医に通院中であった。今回，急にめまい感と左下肢のしびれ感が出現した。通院中の病院を受診し，脳梗塞再発の診断で入院した。

入院後，病院内で迷いやすいことに気づかれた。トイレに行こうとして別の場所に行ってしまう，トイレから自分の部屋へ戻ろうとして迷子になる，電話のある場所へ行こうとしてまったく別の階段のあたりを歩いている，などが頻繁に観察された。

◆**神経学的所見**　意識は清明である。左同名性半盲を認める。明らかな筋力低下はないが，左下肢に自覚的なしびれ感を認める。

◆**神経心理学的所見**　地理的障害が明らかであるが，失語，失行，視覚性失認，半側空間無視，Bálint-Holmes症候群はみられない。

◆**地理的障害**　病院内の地図を描いてもらうと，階段，ナースセンター，エレベーターなどの位置が不正確である。しかし，自宅付近の地図や最寄りの鉄道の駅付近の地図はかなり正確に描くことが可能で，自分でも間違いなく思い出せると言う。

◆**画像検査所見**　X線CTでは右脳梁膨大とその後方にきわめて限局した低吸収域がみられる（図**3-7**）。その他に右大脳基底核にも小低吸収域を

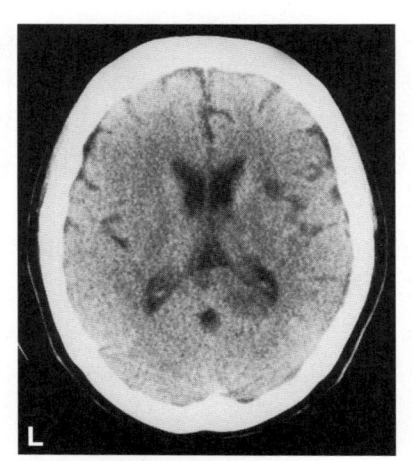

図 3-7　頭部 CT

認める。

◆**経過**　この患者の地理的障害も入院後徐々に改善し，1 カ月後にはほとんど消失した。

　症状の持続期間に注目すると，これまで紹介した 3 症例（新規＋旧知 2 例，新規のみ 1 例）はいずれも短期間で症状が消失している。一方，前述の A は新規と旧知の場所での症状が長期にわたり持続している。

　ここで，街並失認の経過を思い出してみてほしい。もう 1 つのパターンがあった。新規の場所のみの症状が長期にわたって持続する場合である。筆者は道順障害でもこのパターンがあり得るのではないかとかねてから考えていた。そして，最近，こうした症例の存在を確認することができた。

症例　50 歳，男性，右利き

　約 6 年前，脳出血にて某院入院。軽度の左片麻痺あり。今回，高次脳機能障害の評価目的で近医を受診し，筆者が診察の機会を得た。患者の訴えは 2 つある。1 つは「病気になってから少しもの覚えが悪くなり，人の名前や物の置き場所を忘れることがある」と言う。検査上も軽度の視覚性記

銘力障害がある（ベントン視覚記銘検査で正確数4）が，エピソード記憶には問題ない．

もう1つは「方向感覚が麻痺している」，「地図を見ても，目的地に行けない」，「レストランで食事をしていて，トイレに立つと帰りの方角がわからなくなる」といった地理的障害の訴えである．病前から知っている場所では問題ないという．現在は新規の場所のみの症状らしい．ただし，患者が入院していた病院から自宅に退院したのは発症後半年あまり経ってからのことで，初期には旧知の場所でも地理的障害があった可能性がある．

10回近く通院した時点で，下記の検査を施行した．
1) 病院内の玄関，売店，検査室などの写真（計7枚）を見せ，どの場所かを尋ねると，すべて正しく答えられた．
2) 病院内の地図を描かせると，検査室，診察室などの位置が不正確である．
3) 病院内のある場所の写真を見せ，そこから他の場所への行き方を尋ねる（例えば，売店の写真を見せ，そこから検査室にはどう行くか）とやはり不正確である．

これらの結果は，新規の場所での道順障害の存在を示している．

◆**画像検査所見**　右頭頂葉内側部を中心とする比較的広範な皮質下出血である．病変には脳梁膨大後域，頭頂葉内側部のほかに，脳梁の幹後部から膨大部全体にかけての領域が含まれ，さらにその前方や外側の白質に伸展している．

道順障害における症候・病巣上の問題点

自験例を通じて，道順障害に関する問題点を次のように整理してみた．
　【症候】
　　1 道順障害の症候の本質は何か．
　　2 道順障害でも街並失認同様，旧知＋新規の場所，新規の場所のみと2つの症状発現様式があると考えてよいか．

【病巣】
1. 道順障害発現に必要十分な病巣はどこであろうか。
2. 旧知の場所と新規の場所で病変部位に違いがあるのだろうか。
3. 両側病変のAを除いて，呈示した4症例の病巣はいずれも右一側病変である。道順障害についても街並失認同様，右半球に優位性があるのであろうか。

【その他】
1. 道順障害は街並失認と比べて持続期間が短い例が多いようだ。これが道順障害の特徴の1つであろうか。また，長期に持続する症例ではその理由は何か。
2. ここで紹介した5例の患者の性別は男性4例，女性1例である。道順障害も街並失認と同じように性差があり，男性に多くみられるのであろうか。

次項では，自験例（8症例）で行った統一的な検討の結果をまとめて呈示する。さらに文献例での記載も考え合わせて，これらの問題点の解明に迫りたい。

3. 道順障害の症候と病巣

1）道順障害の症候

詳細な検討を施行し得た自験例は，本章2.で紹介した5症例を含む8症例である（表3-1）。症例3，4，8がそれぞれ前項で紹介したF，G，Aに対応する。症例1は，やはり前項で紹介した新規の場所のみで症状を呈した女性例，症例7は持続性の症状を呈した男性例に対応する。これらに以下の6項目の検討を行った（表3-2）。また，それぞれの項目について，文献例での記載内容を追加した。

　a. 街並（建物・風景）の認知・識別：街並失認のときと同様，患者にとって未知の建物の写真を2枚ずつ見せて異同を答えさせ，また建物の特

表 3-1　道順障害症例（自験例）

症例	年齢/性/利き手	旧知/新規	病変側	持続期間	病因
1	42/女/右	新規のみ	右	1カ月	梗塞
2	82/女/右	新規のみ	右	?	梗塞
3	54/男/右	旧知＋新規	右	3週	出血
4	55/男/右	旧知＋新規	右	1カ月	出血
5	61/男/右	旧知＋新規	右	2カ月	出血
6	65/男/右	旧知＋新規	右	1カ月	出血
7	50/男/右	新規 初期は両方？	右	3年以上	出血
8	29/男/右	旧知＋新規	両側	10年以上	出血

表 3-2　検査項目

(1) 街並（建物・風景）の認知・識別
(2) 熟知した街並の同定
　① 旧知の場所
　② 新規の場所
(3) 熟知した街並の外観の想起
　① 旧知の場所
　② 新規の場所
(4) 見える範囲内での
　① 物品の位置の認知
　② 物品の位置の記銘
(5) 熟知した地域内（一度に見えない範囲内）での
　① 建物の位置の想起
　② 2地点間の道順（方角）の想起
(6) 自宅内部の見取図
　　病院内の見取図

徴を口述させた。これらはすべて正確に可能であった。
　文献例ではこの点を検討している報告は少ない。それは b) に示すように道順障害では熟知した街並の同定が可能なので，認知・識別能力も当然良いことが予想されるためと思われる。

●文献例
・未知の建物の認知課題では良好な成績であった[5]。

b. **熟知した街並の同定**：街並失認ではない（あるいはその要素がない）ことを確認するための検査である。患者の自宅や自宅付近の建物・風景の写真を呈示して，何の建物か，どこの風景かを答えさせたが，これも全例で正しく答えられた。

この点は多くの文献例で，異常がないことが確認されている。

●文献例
・自宅の各部屋の写真を呈示すると名称は正しく答えられる。駅より自宅への道順に従って，目印となる交差点，建物を写真で示したところ。写真中の場所の説明では18題中1題誤りを認めたのみ[6]。
・街の中のよく知っている指標や建物を認知した[7]。
・見慣れた建物の認知は保たれている[8]。
・写真で呈示した際の場所の説明やその建物の呼称については自宅，自宅周囲とも正解した[9]。

c. **熟知した街並の外観の想起**：自宅や自宅付近の建物の外観を想起して述べることは全例で問題なく可能であった。

この点に関して検討している道順障害の報告はないようだ。同定可能なので，当然想起も可能と予想されるためと思われる。

d. **物品の位置の認知・記銘**：Fについての記載の中で示したように，見える範囲にある物品（室内）や建物（窓，あるいは屋上から見える範囲内にあるもの）を見て，その位置の定位や記憶能力を検討した。これらも全例で良好な結果であった。

文献例でこの点について検討した報告は少ない。記載があるものでは，認知・記銘が正常であるとするものと，障害があるとするものがある。もっとも，障害ありとする下記のBottiniらの症例は脳梁膨大部を中心として左右両側に広がる腫瘍である。

●文献例
・部屋の家具の位置は正確に認知できたが，眼を閉じて思い出そうとす

ると失敗した[10]。
・初めての部屋の中の家具の位置を記憶できる[7]。

e. **熟知した地域内（一度に見えない範囲内）での建物の位置の想起および2地点間の道順（方角）の想起**：旧知の場所については自宅付近の地図上に主要な建物の位置を定位させた。また，ある地点にいると仮定して，そこから離れた他の地点までの方角や道順を想起して述べさせた。新規の場所に関しては，病棟内の地図を描かせ，主な部屋，エレベーターの位置などを定位させた。また，自分の病室から離れた他の部屋（検査室など）への道順を述べさせた。

その結果，旧知の場所については，症例3～6と8で，新規の場所については8例全例で障害が明らかであった。

文献例を見ると，多くの報告で，地図上での主要な建物の定位，地図の記述，道順の口述・記述をし，これらに異常を認めている。

●**文献例**
・デパートや教会に行く，よく知っているはずの道の地図が描けない[10]。
・駅から自宅に至る道順を口述する課題では階段，ガード，交差点，坂などの地誌的目印は正確であったが，方向の口述に誤りを認めた[6]。
・患者にとって未知の地図上に未知の建物を置き，15分間記銘させた後に建物の位置を想起させると，患者はほとんど定位することができなかった[7]。
・地図上でよく知られている街の位置を定位できなかった[11]。
・直接見えない壁の向こう側は思い浮かべることができなかった[12]。
・（病院内で）トイレの位置を学習できなかった[13]。

f. **自宅内部の見取図**：症例3～6と8で部屋の配置，トイレや廊下の位置などに誤りがみられた。症例1，2，7では明らかな異常はみられなかった。

文献例でこの点の記載があるものを見ると，多くの例で自験例同様の誤りがみられているが，なかには正常と記載された報告もある。

●文献例
- 自宅の間取りを口述できず，実際に自宅内を歩行すると迷ってしまう[6]。
- 自宅の見取図を描かせると間取りの位置関係の誤りおよび一部省略が目立つ[8]。
- 家の間取りの口述や図示ができない[9]。
- 家の見取図を描くことはできた[14]（ただし，発症約3カ月後）。
- 見取図が描けない[5, 12, 15, 16]。

g. **病院内の見取図**：入院後数週間した時点でも，病院内のトイレ，エレベーター，検査室などの位置を誤るなど，8例全例で何らかの異常がみられた。

文献例では，病院内で道に迷うという記載は多い。ただし，見取図を描かせるなどして症状を確認してある報告はそれほど多くはない。

●文献例
- 入院後2カ月以上たっても自分の部屋からエレベーターまでの道を口述できなかった[17]。
- 自宅内部の見取図の記述は外枠の記述のみでまったく思い出せず，病棟内についても同様であった[18]。
- 病院内でリハビリテーションルームに行く道がまったく思い出せない[19]。
- 病棟内の見取図の描画では，最初から「わからない」と描くことを拒否し，口述による説明にも困難を示した[20]。
- 毎日通る病室と訓練室間にある売店，トイレ，ナースステーションなども名前は覚えていたが，その配置は曖昧だった[12]。

以上の道順障害の症候のまとめを**表3-3**に示す。

これらの症候を第1章2.(17頁)で示したエゴセントリック，アロセントリックの観点から見るとどうなるであろうか。「自宅の居間にいて，どちらの方向にトイレがあるかわからない（O）」，「玄関に立って，右へ行ったらよいか左へ行ったらよいかわからない（I）」という症状はエゴセン

表 3-3 道順障害の症候

(1) 街並(建物・風景)の認知・識別	○
(2) 熟知した街並の同定	
① 旧知の場所	○
② 新規の場所	○
(3) 熟知した街並の外観の想起	
① 旧知の場所	○
② 新規の場所	○
(4) 見える範囲内での	
① 物品の位置の認知	○
② 物品の位置の記銘	○
(5) 熟知した地域内(一度に見えない範囲内)での	
① 建物の位置の想起	×
② 2地点間の道順(方角)の想起	×
(6) 自宅内部の見取図	○または×
病院内の見取図	×

○:可　　×:不可

トリックな異常である。一方，検査でみられる「地図が描けない，地図上で主な建物の位置を想起できない(多くの症例)」といった症状はアロセントリックな異常であろう。道順障害では，患者の訴えは前者が主体であるが，後者も併存しているものと考えられる。

❖ サイドメモ ❖

地理的障害のリハビリテーション（その2）

　道順障害では，目の前の街並はわかるが，頭の中に地図が描けない。では，地図を持って移動すればよいかというと，それだけではなかなかうまくいかない。移動中の各地点で，今自分の見ている方角が，地図上でどの方角にあたるのかが判断できないからである。ふだんからよく知っている街中でも，たまに地下鉄の違う出口から外に出ると，目の前の風景はよくわかるが，自分のいる空間的位置が把握できずに戸惑うことがある。その感じに似ているかもしれない。

　そこで，街並失認同様，言語的手段を活用する。移動する道に沿って，目印となる視標とそこから移動する方角を言語的に記述したメモを持たせる[1]。例えば，「道路の右側をまっすぐ行き，左に銀行，右に八百屋のある交差点まで来たらそこを右折する。次に，左に公園がある地点まで来たら，公園と○○コンビニとの間の道に入る…」といった具合である。

　地図に病院内の各場所の名前を詳細に記載し，ポイントとなる位置まで進んだときに通路（道路）から見える建物や風景の写真を貼り付けることで，迷わず移動できるようになった症例の報告もある[2]。この場合，写真に見える角度と同じ位置に立つことによって自分の向いている方角を確認できたことが，症状改善の1つの要因と考えられる。

■文献
1) 揚戸　薫，高橋伸佳，高杉　潤，他：道順書障害のリハビリテーション—風景と道順を記述した言語メモの活用．（投稿中）
2) 村山幸照，原　寛美，尾関　誠：道順障害を呈した右頭頂葉皮質下出血の1例—独居生活復帰に向けたリハビリテーション—．認知リハビリテーション2004，pp.63-71，新興医学出版社，2004．

3. 道順障害の症候と病巣　91

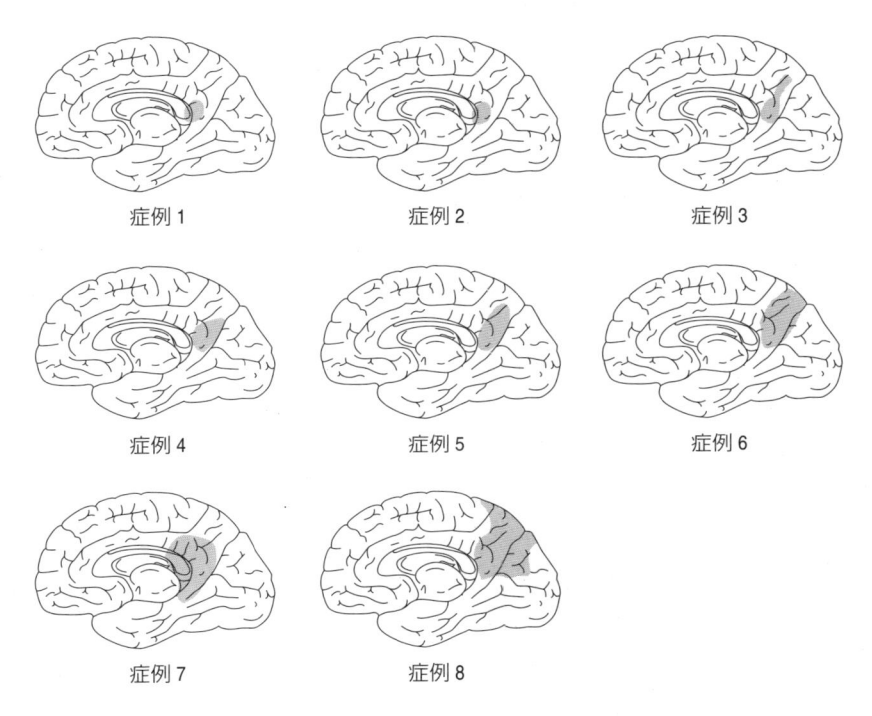

図 3-8　道順障害の病巣の模式図（自験例）

2）道順障害の病巣

a. MRI による病巣検討

自験例の病巣のまとめを図 3-8 に示す。症例 1 と 2 は脳梁膨大部とその後方の帯状回峡に限局した病巣であり，他の 6 症例は脳梁膨大後域から楔前部下部に伸展する病巣である。文献例の多くも症例 3〜8 と近似した部位に病変をもつ。街並失認の側頭後頭葉内側部病変とは明らかに異なっている。

b. 旧知と新規の違い

Brodmann の脳地図も考慮に入れて，病変部位をさらに解剖学的に詳細

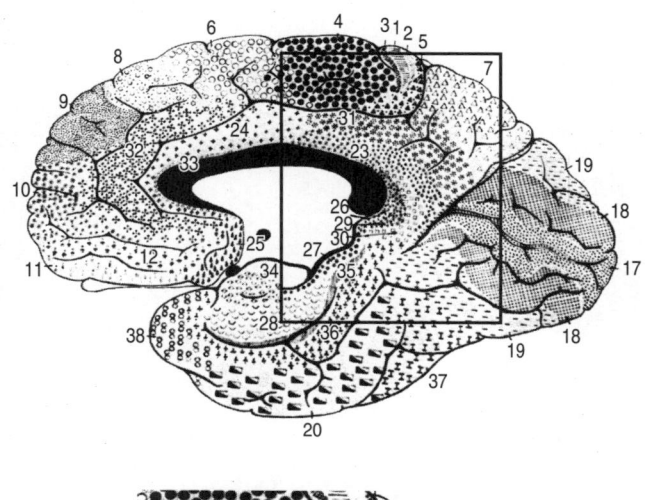

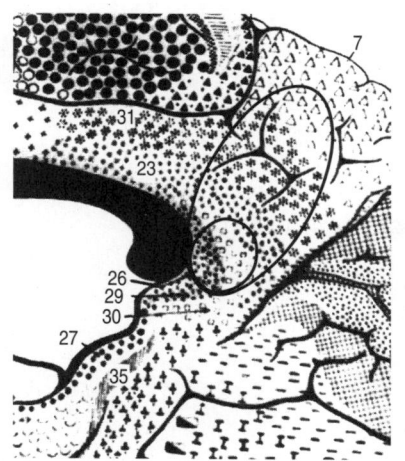

図 3-9 病巣のまとめ
上段：Brodmann の脳地図（大脳内側面）
下段：上段の囲み部分を拡大した図
大きい円：旧知＋新規の障害例の病巣　小さい円：新規のみの障害例の病巣

に検討すると，旧知と新規の両者で症状がみられた症例（自験例の症例3〜8と文献例の多くの症例）では，病変は脳梁膨大後皮質（Brodmann の

29, 30野), 後帯状皮質(Brodmannの23, 31野)後部, 楔前部下部にある(図3-9)。一方, 新規の場所のみで道順障害を呈した少数の症例[自験例の症例1, 2と文献例(佐藤ら, 2004)]では, 病変は脳梁膨大部と脳梁膨大後皮質に限局している。これらの症候と病巣の間には明らかな対応関係があり, 新規の場所の道順障害の発現には帯状回峡の役割が重要と思われる。

c. 病変側

自験例8例のうち7例は右側病変, 1例は両側病変である。文献例を見

❖ サイドメモ ❖

左脳梁膨大後域病変と健忘症候群

　道順障害を起こす病巣とちょうど左右対称的な部位, すなわち左脳梁膨大後域の病変では記憶障害が起こる。1987年, Valensteinらがretrosplenial amnesiaとして初めて報告した。その後も同様の症例の報告が続き, 海馬・海馬傍回領域, 間脳, 前脳基底部などとともに健忘症候群の責任病巣の1つとして知られるようになった。

　著者の以前のレビュー(高橋, 2004)によると, この部位の健忘症候群の特徴は以下のようである。

1) 記銘力障害は言語性, 非言語性が同程度に障害される例が多いが, 言語性優位の症例もある。
2) 前向性健忘は全例で認められる。
3) 逆向性健忘は軽度であり, まったくない症例も多い。

　道順障害は当初考えられていたよりも左半球病変例の頻度が高いようである。記憶障害があっても, 逆向性健忘がなければ, 旧知の場所での道順障害の有無の評価は可能である。

■文献
- Valenstein E, Bowers D, Verfaellie M, et al : Retrosplenial amnesia. Brain 110 : 1631-1646, 1987.
- 高橋伸佳:膨大後皮質病変の症候:左右病変の比較. 神経進歩 48 : 649-656, 2004.

ると 20 例中右側病変 9 例,左側病変 7 例,両側病変 4 例であり,全体として街並失認に比し左側病変例の割合が高いようだ。これは後述する側性化の問題(側性化の程度がより少ない)としてとらえることも可能かもしれない。だだし,左側の脳梁膨大後域の障害では健忘症候群を呈する例も多く報告されており[21],全般的な記憶障害が関与している可能性についても十分留意する必要がある。

> ❖ **サイドメモ** ❖
>
> **緩徐進行性地理的障害**(その 2)
> 　最近,Grossi ら(2007)により「緩徐進行性道順障害」と考えられる症例も報告されている。症例は 56 歳,右利き男性である。新規の場所で道に迷いやすい症状が約 3 年の経過で進行した。その後,旧知の場所でも道に迷うようになった。「患者は場所や通りを見て認知することは可能だが,そこへの道筋やそれらの地点間を移動するルートを思い出せなかった」という記載があり,街並失認ではなく道順障害と思われる。
> 　このことは検査でも確認されている。患者の住んでいる町の,よく知っている場所の写真を 10 枚呈示し,名前を言うよう求めるとそのすべてに正解した。しかし,その場所の位置や,ある 1 地点から他の地点までの道順を説明することはできなかった。
> 　この時点での一般的な認知機能で異常があったのは spatial span を見る Corsi のテストと Rey の図のコピーのみである。記憶を含む他の高次脳機能には異常はみられない。MRI,脳波は正常であったが,PET では両側の頭頂側頭葉に血流低下がみられた。
> 　数年後,徐々に記憶障害が進行し,他の認知機能障害も加わり最終的にはアルツハイマー病と診断された。病初期に道順障害に関係する機能がほぼ選択的に障害された 1 例といえる。
>
> ■文献
> ・Grossi D, Fasanaro AM, Cecere R, et al : Progressive topographical disorientation : a case of focal Alzheimer's disease. Neurol Sci 28 : 107-110, 2007.

3) 病因

自験例 8 例の病因の内訳は出血 6 例，梗塞 2 例であった．文献例 20 例の病因を見ると，出血 6 例，梗塞 12 例，腫瘍 2 例であった．街並失認と比べて出血の割合が多い．

4) 症状の持続期間

自験例の中で経過を追えた 7 症例のうち，5 症例はいずれも 2 カ月以内と短期間の持続であった．持続期間について記載のある文献例を見ても，数カ月以内[15,22]，約半年[14]と短い．両側病変の A さんでは症状が重度でかつ持続性であったことを考えると，道順障害で障害される機能が脳梁膨大後域から頭頂葉内側部にかけての領域に局在することは間違いない．しかし，この機能は右半球に優位に存在するものの，街並失認における「街並の同定機能」と比較して，左右の側性化の割合が少ないのではないかと考えられる．街並失認に比し左半球病変例の割合が高く，一側病変例の多くは症状の持続が短いからである．

症例 7 で新規の場所での障害が持続性である理由は明らかではない．他の一側病変例と比べて病変部位が広範囲である点や脳梁が高度に障害されている点が関係しているのかもしれない．

一方，文献例を見ると，きわめて一過性に道順障害を呈した症例の報告がある．てんかんによる場合である．Cammalleri ら (1996) の報告した症例は 53 歳の男性で，自分の生まれた村の通りで自分のいる場所がわからなくなる発作を繰り返した[23]．発作中も周囲の風景はよくわかる．持続は 5〜10 分ときわめて短い．この患者は発作中の様子を「家へ帰る途中，通りにあるさまざまな商店やカフェはわかるのにもかかわらず，どちらの方角へ行ったらよいか，前へ行くべきか，後ろへ行くべきか，右か左かがわからなくなる」と言う．発作症状であり，詳細な検討はなされていないが，患者の訴えからは道順障害と考えられる．MRI で右帯状回に血管腫と考えられる病変があり，ここを焦点とする部分発作と診断された．

5) 性差

自験例の性別は男性6例，女性2例であった。文献例では20例中男性15例，女性5例である。やはり男性が多い。しかし，街並失認と比較すると女性の割合が多いといえなくもない。道の歩き方の2つの要素のうち，方角想起（または記銘）能力については男女間の差が少ないのであろうか。

4. 非典型例

現在まで報告されている地理的障害の症例は，大部分は街並失認と道順障害のいずれかに分類できる。しかし，なかには症候上，この両者の特徴を併せ持つ症例や，逆にどちらにも当てはまらないと考えられる症例がみられる。また症候はいずれかに合致するが，病巣が典型例とは異なる症例もある。

1) 街並失認と道順障害の合併例(表 3-4)

a. 鈴木ら[24](1996)の症例

32歳，右利き女性で，右後頭葉の動静脈奇形摘出後に相貌失認とともに街並失認，道順障害を呈した。

切除による欠損部位は右後頭葉，側頭葉内側部，海馬傍回後部，脳梁膨大後域，楔前部，角回の一部であった。この領域は第2章および本章の3.で示したように街並失認と道順障害の両者の病巣を含んでいる。

b. Hirayama ら[25](2003)の症例

辺縁系脳炎により地理的障害と記憶障害を呈した70歳，右利き女性である。重度の前向性健忘を呈しており，新規の場所での評価は難しい。しかし，逆向性健忘が1年以内であるにもかかわらず，長年住んでいる旧知の場所での地理的障害が明らかであった。この症例では熟知した建物や風景の同定が不可能で，かつ熟知した地域内での建物の位置が想起できず，

表 3-4 合併例の症候

	鈴木ら	Hirayama ら	Pai ら (症例1)
(1) 街並(建物・風景)の認知・識別	?	○	?
(2) 熟知した街並の同定			
① 旧知の場所	×	×	×
② 新規の場所	?	?	?
(3) 熟知した街並の外観の想起			
① 旧知の場所	?	○	?
② 新規の場所	?	?	?
(4) 物品の位置の認知	?	?	?
物品の位置の記銘	?	?	?
(5) 熟知した地域内(一度に見えない範囲内)での			
① 建物の位置の想起	×	×	×
② 2地点間の道順(方角)の想起	×	×	×
(6) 自宅内部の見取図	?	×	?
病院内の見取図	?	?	?

○：可　×：不可

筆者のいう街並失認と道順障害の両者の性質を併せ持っている。

　MRIによる検討では，病巣は両側の海馬，海馬傍回前部と右側の海馬傍回後部，脳梁膨大後域，楔前部下部であった。

　この2症例のように，街並失認と道順障害の症候を併せ持ち，かつそれぞれに対応する部位にも病巣を有する場合は，両者が合併したものとして理解しやすい。しかし，次に示すように，なかには両者の症候をもつが病巣との対応が明確でない例もある。

c. Pai[26](1997)の症例(症例1)

　この症例は本章の2.で紹介したG同様タクシー運転手で，脳梗塞(出血性梗塞)により地理的障害を呈した。彼は，何年もの間毎日のように通っていた場所や通りが見慣れないものに見えて同定できず，また通りの地図を描くこともできなかった。これは街並失認と道順障害の両者の症候と考えられる。

　論文に記載されているこの患者の病巣の模式図を見ると，右側の楔部を

表 3-5 地理的障害(特異な病巣)の症候

	中山ら	Luzziら
(1) 街並(建物・風景)の認知・識別	?	○
(2) 熟知した街並の同定		
①旧知の場所	○	○
②新規の場所	?	?
(3) 熟知した街並の外観の想起		
①旧知の場所	?	?
②新規の場所	?	?
(4) 物品の位置の認知	?	?
物品の位置の記銘	?	?
(5) 熟知した地域内(一度に見えない範囲内)での		
①建物の位置の想起	×	×
②2地点間の道順(方角)の想起	×	×
(6) 自宅内部の見取図	×	×
病院内の見取図	?	?

○:可　×:不可

中心にその上下の舌状回と楔前部に及ぶ領域である。この病巣は街並失認,道順障害いずれの病巣としても十分ではない。右後大脳動脈領域内のより広い範囲の血流低下が存在する可能性もあるが,SPECTの記載はなく証明は困難である。

2) 特異な病巣による症例(表 3-5)

症候は道順障害に一致するが,病巣が非典型な症例も少数ながら存在するようである。これらの症例における病態の理解は難しいが,以下に概略を紹介しておく。

a. 右舌状回,紡錘状回病変による「道順障害」

中山ら(1994)は,脳梗塞による地理的障害を呈した67歳,右利き男性例を報告した。この症例の症候をまとめると以下のようになる。①自宅内,入院後の病棟内で道に迷う。②自宅の見取図,駅から自宅までの地図が不正確である。③見慣れた建物の認知は良い。④エピソード記憶の障害はない。これは本書でいう道順障害(旧知および新規)の症候と一致する。

しかし，病変部位を見ると右舌状回，紡錘状回と左楔部の一部であり，むしろ街並失認を生ずる病巣である。

b. 海馬傍回病変による「道順障害」

Luzzi ら (2000) の報告例は 75 歳，右利き男性である。脳梗塞により旧知および新規の場所で地理的障害を呈した。この症例の症候は以下のようである。①何年も住んでいる自宅の間取りが描けない。②自宅の玄関にいると仮定して，ある部屋への行き方を想起するよう求めると，右にあるのか左にあるのか，近いのか遠いのかもわからない。③熟知した場所や有名な建物は見てそれとわかる。これも症候からは道順障害としてとらえることが可能である。しかし，CT では右海馬傍回に病巣が認められる。

《こぼれ話 ③》
地図の言語

　一枚の地図を見ているのはいいものである。
　そこに描き出された土地の大きさや姿かたちを眺めていると、いろいろなことが浮かんでは消え、消えては浮かぶ。その空想と放恣の時間は他のなにものをもってしても代えがたい。
　一枚の平面図は、他の図面や絵画と違い、人に強く訴える。それは単純な構図と簡潔な線による集塊であって、ことさら修辞をこらしたものではない。また、地球を丸ごと立体図形として忠実に模写した地球儀から受ける印象とも異なる。
　人が地図において見ているのは、ある年代の、ある地域の縮図にすぎない。それは世界地図においてすらそうで、ある限定された条件下の平面を模写したか転写した模造品にすぎない。しかし、この限界こそが人にさまざまな空想を喚起させる要因となっている。

　ウンベルト・エーコは、自国の覇権を誇示するために縮尺 1/1 の地図を作らせようとした帝王の話を書いているが、これは地図の本質に背理している。等尺大の地図というものはこの世に存在しないし、語の正確な意味において矛盾する。

　地図は自分がよく知った場所を確認するためにも、未知の空間を知るためにも用いられる。知悉している土地であれば、その周囲との関係からいままで見落としていた点に気づいたり、逆に未知の土地であれば、それを身近に感じとることができるという両様のはたらきをする。
　もし眼前の地図に等高線が描かれているのであれば、その土地の高低や川の流れを確かめながら見たり歩いたりすることができる。また風の方向や、潮流の流れを察知し、そこに自分がいる状況を想像して、行動を開始することも可能である。

こぼれ話③

　地図が本来の性格としてもっている限界は，かえって地図というものの利点である。人の空想の翼を羽ばたかせ，地上から飛躍して大空を回遊して地上を俯瞰，いやもっと適切な言い方をすれば鳥瞰させる。このとき人間は地上の束縛から放たれ，地上を平面として見る視覚を手に入れる。人は一羽の鳥になって飛翔する。

　地図が一つの限定を施された世界像の提示であることをやめたことはない。今では高価な貴重品となった古地図から，近代的なメルカトールの地図，現代の天気予報の図として描かれたものまで，ある方法と用途が貫徹している。そこには掲示されるべきものと，そうでないものが選別されて図像化される。
　地図は高度に抽象化された平面図であり，ある視線によってトリミングされた文書であるから，そこには隠蔽と検閲が存在し，一人ないしは複数の地図製作者が必ず存在する。ただ，古代，中世とちがい，現代では個人名は付されずに匿名で流布されるだけだ。

　地図製作者がまずやる仕事はなにかと言えば，それは「東西南北」の方位を定め，その枠内に描写すべき地域をどのように記載させるかである。そして，それを眺める方は，心身ともそれに刷り込ませるかのようにして，その図像を解読する。
　たとえば日本を見る仕方は日本地図の描出法によって固定され，慣れ親しんだ「東西南北」によって瞬時のうちにその図像を察知するようになる。その代表が地理の教科書に掲載された地図であり，日々新聞で見る天気予報の図である。
　ここではこのパターン認識は常に不動で，日本列島が地図の中心に位置するのはいいとしても，その東西南北は一定で，北は北海道から南は沖縄まで，右端から斜め左端に弓状に延びているように描くことが定式化されている。

《こぼれ話 ④》
東西南北と東南西北

　マージャンの好きな友人から，聞かれたことがある。
「日本ではふつう東西南北というのに，中国ではどうして東南西北（トンナンシーペイ）というのか。」
　たしかに両国では，方位の並べ方が異なる。その理由は後に述べるとして，日本の辞書で「方位」という言葉を引いてみると，「ある方向を，基準の方向との関係で表したもの。東西南北の四方を基準とし...」（岩波書店『広辞苑』）。
　「ある方向が一定の基準方向に対してどのような関係にあるかを示したことば。東西南北を基準として...」（小学館『日本国語大辞典』）。
　などと書いてあり，いずれも「東西南北」という並べ方である。
　ところが中国の最近の辞書で，同じ「方位」という語を調べてみると，
「方向位置。東，南，西，北為基本方位」（『漢語大詞典』）。
「方向。東，南，西，北為基本方位」（『現代漢語詞典』）。
　いずれも「東南西北」の順になっている。
　さて日本では，かなり古くから「東西南北」という言い方をして来たらしい。最も古い使用例の一つは，菅原道真（八四五～九〇三）の漢詩「舟行五事」（五首の第四首，『菅家文草』巻三）の起句に見える。

（一海知義：東西南北と東南西北－日本と中国の方位．図書 655：6-9, 岩波書店, 2003 より抜粋）

第4章
神経機能画像研究

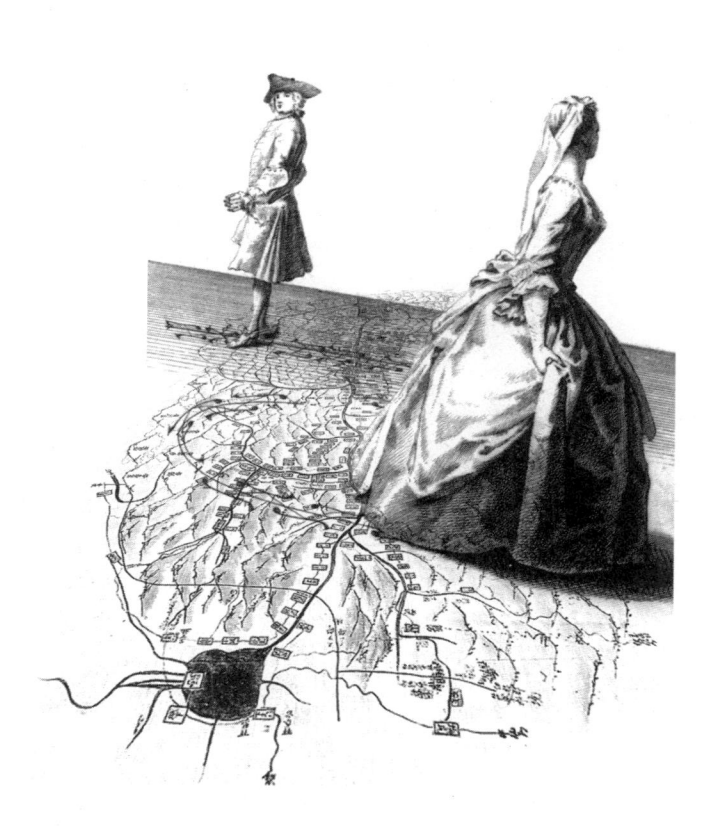

1. 地理的機能に関する機能画像的アプローチ

　ある脳部位の機能を推定するにはいくつかの方法がある。1つは脳損傷患者の呈する症状を分析し，障害された脳部位と症状との対応を見る方法である。もう1つ，近年盛んに行われるようなった方法に神経機能画像研究がある。

　これには機能的磁気共鳴画像（functional magnetic resonance imaging；fMRI），陽電子放射断像法（positron emission tomography；PET），脳磁場計測法（magnetoencephalography；MEG）などがある。それぞれの原理は成書に譲るが，fMRIは空間分解能，MEGは時間分解能にすぐれ，PETは他の機能画像に比べて定量性が高い。

　これらを用いて，被験者がある課題を施行しているときに賦活される脳の領域を分析することで，その課題遂行に関係する脳部位を推定することができる。ただし，課題を適切に選ばないと選択的な脳機能の推定には役立たない。また，課題に関係したすべての領域が賦活されるので，目的とする脳機能を調べるにはいくつかの課題を施行し，それぞれの賦活部位を比較する必要がある。

　ある脳部位に損傷を受けた患者で，Aという機能が障害されたとする。このとき，Aを課題とするfMRIを用いた検討で，損傷部位と同じ脳部位の賦活が得られれば，その脳部位とAという機能の対応関係がかなり確実になる。神経機能画像研究は，従来の脳損傷者における症候学的検討と組み合わせることにより，脳機能の局在研究にとって強力な武器になるはずである。

　神経機能画像研究はさまざまな分野に応用されている。高次脳機能においても，言語機能に始まり，記憶，表情認知など多くの領域で活発な研究が行われている。地理的機能に関する研究は1990年代後半からみられる。まず，3つの論文を紹介する。

1. 地理的機能に関する機能画像的アプローチ　*105*

1)「道を覚える」ときに働く脳部位[1]

　被検者は8人の右利きの健常者(24〜38歳までの男性)である。被験者に下記の4つの画面を見せ，PETを用いて賦活部位を検討した。A〜Cには街中を映したフィルム(実際の街なので住宅，商店，通行人，乗り物などが写っている)を用いている。

　A：街の中を移動しているフィルムを見せて道を記憶する。
　B：移動のないフィルム中で何が起こっているか出来事を記憶する。
　C：移動のないフィルムを見せ観察のみ行う(記憶はしなくてよい)。
　D：ランダムに色が変化する画面を見る(記憶はしなくてよい)。

　これらの課題中に賦活される脳部位を課題間で比較することにより，特定の脳活動とそのときの賦活部位を推定した。

　この中で，AとBに注目してみる。Aの課題施行中は新規の街並や道順を記憶する脳部位が活動することになる。しかし，実際の街中のフィルムを用いているので，個々の場面で，道をたどるのに必要でない情報(人の外見や顔，文字，乗り物など)も同時に記憶し，それに必要な脳部位が活動している可能性がある。そこで，この方法では，課題A施行中の賦活部位から課題B施行中の賦活部位を引いた部位が「道を覚える」ときの脳部位を最も反映していると考えられる。結果は右海馬傍回，右海馬，左海馬傍回，頭頂葉内側部，楔前部であった。

　これらの賦活部位は街並失認および道順障害の病巣を含む領域である。新しい道を覚えようとする際にはこれらの領域が関係していることが機能画像研究からも推定される。ただし，この検討では街並失認，道順障害のそれぞれに対応する脳部位はわからない。

2) 仮想環境内を移動する[2]

　被験者は9人の右利き健常男性(24〜34歳)である。Aguirreらはコンピュータ画面に仮想環境を設定した。それは迷路となっており，被験者がコンピュータを操作してその中を移動できるようになっている。

　迷路は交差部位が3箇所，行き止まりがスタート地点も含め5箇所，さ

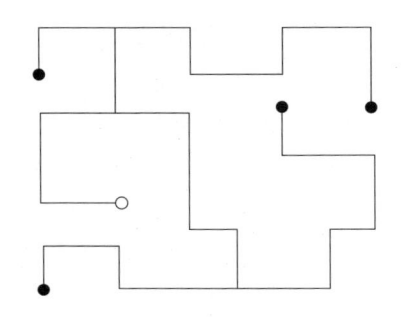

図4-1 仮想環境
線は通路を示す。
○：スタート地点　●：行き止まり
（テーブル，花などの異なる物品が1つずつ置かれている）
（文献2より，改変し模式化して引用）

らに多くの交差しない曲がり角からなる（図4-1）。スタート地点が1箇所決められている。行き止まりにはそれぞれ異なる物品（テーブル，花など）が置かれている。被験者はこれらの物品を見ることによって，現在自分がいる位置を知ることができる。

課題は以下の2つである。
A：被験者は迷路内を自由に探索し，全体の配置を学習する。
B：迷路全体を記憶した後で，指定された物品が置かれた位置から迷路に入り，その地点とスタート地点との間をできるだけ早く行き来する。
C：ループ状の何もない廊下を移動する（コントロール課題）。

これらの課題施行中にfMRIを用いて賦活部位を検討した。結果はA，Bともに右運動前野，両側の頭頂葉上後部，帯状回後部，舌状回，内側側頭葉後部に賦活がみられた。側頭葉内側部では両側の海馬傍回が賦活されたが，海馬の賦活はみられなかった。海馬傍回の賦活はBよりもAで顕著であった。

Aは新たな道の記銘に，Bは記憶した道の想起に関係していると考えら

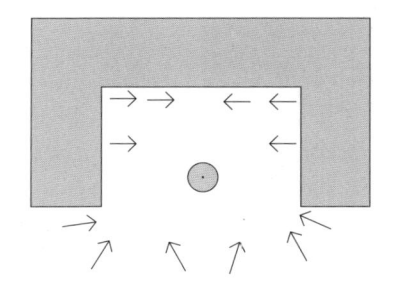

1. 地理的機能に関する機能画像的アプローチ　*107*

図 4-2　三次元の仮想環境
建物を上から見た図を示す。
→：見る角度　⊙：噴水
(文献3より，改変し模式化して引用)

れる。この結果は道を覚えるには側頭葉内側部の中でも海馬傍回の役割が重要であることを示している。ただしこの方法では，物品を含む「風景」の記憶と道順の記憶とを区別して検討することは難しい。

3) 仮想環境内で空間的位置関係を判断する[3]

彼らは画面上に三次元の仮想環境を作った。公園の四角い広場にコの字型の建物があり，その前の庭に噴水がある。庭と建物をさまざまな角度から見た写真を作る(図4-2)。それぞれの写真には庭にある3つの物品(青と緑のごみ箱と赤いボール)が映っており，かつ建物の中央の棟の一部が必ず入っている。被験者にはあらかじめこの環境内を歩く動画を見せておく。その後，写真を見せ，以下の課題を施行しfMRIを用いて賦活部位を検討した。

　A：2つのごみ箱のどちらが被験者のいる位置に近いか。
　B：2つのごみ箱のどちらがボールに近いか。
　C：2つのごみ箱のどちらが建物の中央の棟に近いか。
　D：2つのごみ箱のどちらが横に倒してあるか(コントロール)。

結果を見ると，課題C施行時には，他の課題施行時と比べ，両側の腹内側側頭後頭領域(紡錘状回，舌状回，海馬傍回)と脳梁膨大後域(帯状回

後部と楔前部）に賦活がみられている。

　課題Cを施行中に働く脳機能，とくに課題A，B施行時とは異なる機能は何であろうか．まず建物，庭，噴水からなる風景の形態を認知しなければならない．次にコの字型の建物の中で中央の棟はどれかを判断するために，動画で学習した建物の全体的な形態を想起する必要がある．そして最後に建物とごみ箱との空間的な位置関係を認知する．

　このように考えると，賦活部位のうち風景の形態認知や想起に腹内側側頭後頭領域が，建物を含む空間と建物外の物品（ごみ箱）との位置関係の認知に脳梁膨大後域が関係している可能性がある．しかし，この検討からは両者の対応を明確に判定することは困難である．

　臨床例の検討からは，地理的障害を街並失認と道順障害の2つに分けてとらえることが病態を理解するのに最も実際的と考えられる．この立場からすると，神経機能画像研究においても，街並失認に関係する建物や風景の認知・同定機能と，道順障害に関係する広い空間内での方角の想起・記銘機能とを明確に区別した課題を選択することが重要であろう．それによって2つの機能が脳内のどの部位と関連しているかを推定でき，臨床例で示された病巣との対応が可能となる．また，前述のように，臨床例の検討では新規の場所と旧知の場所では病態がやや異なることが予想される．この両者を区別した検討も必要と思われる．

　本章2.以降では，筆者の視点から，すなわち「街並」と「道順」，「旧知」と「新規」とを区別した視点から，現在まで報告されている神経機能画像研究の内容を見直してみたい．

2. 街並失認のイメージング

1) 新規の場所

a. 海馬傍回場所領域（parahippocampal place area）[4]

　被験者は9人の右利き学生である．まず人の顔，日常物品，実際の家，

実際の風景の写真を見せ，fMRIを用いて賦活部位を検討した。その結果，風景を見ているときには顔や日常物品を見ているときに比べ両側の海馬傍回に賦活が認められた。家を見ているときの同部の賦活は顔，日常物品より強いが，風景よりは弱かった。

　次に，風景を見たときの賦活は，風景の写真の中にある個々の構成要素（塀，植木，庭など）の意味やそれらの相対的な位置の認知を反映しているのか，あるいは全体像としての風景そのもの（空間的レイアウト）の認知を反映しているのかを確認するために，以下の写真を見せて海馬傍回の賦活の程度を検討した。

　A：家具，鉢植えなどが備え付けてある，被験者にとって未知の室内の写真
　B：Aと同じ室内で備品をすべて取り去った空き部屋の写真
　C：多数の日常物品をランダムに配列した写真
　D：単一の日常物品の写真

　その結果，海馬傍回の反応は，Bの空き部屋でもAと同程度であり，CやDに比べて強く反応した。この結果から，海馬傍回は室内の物品ではなく，空間的レイアウトそのものに反応して活動していることがわかる。彼らはさらに別の実験で，この場合，室内を単なる面の集合ではなく，空間的イメージとしてとらえることが重要であることを確認している。

　以上の検討から，彼らは場所を表す視覚的情景（空間的情報に基づく）に選択的に反応する領域が海馬傍回に存在すると考え，この領域を"海馬傍回場所領域"と呼んだ（図4-3）。

　この結果を臨床例の検討結果と比較してみたい。まず海馬傍回は顔ではなく，風景の認知に関与することが示された。これは臨床例での病巣検討の結果と一致する。第2章3.(54頁)で述べたように，街並失認と相貌失認の病巣は近接するもののやや異なり，前者は海馬傍回後部から舌状回前部にかけて，後者は舌状回，紡錘状回の後半部であった。

　また，海馬傍回が室内の個々の物品ではなく，空間的レイアウトそのものに反応することが示された。街並失認の患者では，熟知した建物の同定

が不可能でも，塀や郵便受けなど建物の付属物の同定は可能なことがあり，この結果と対応するように思われる．さらに建物自体より風景で強く賦活されたことは，両者の認知，同定の過程がやや異なることを示してい

✤ サイドメモ ✤

紡錘状回顔領域（fusiform face area）

　海馬傍回場所領域（parahippocampal place area）の存在が報告される少し前に，やはり神経機能画像研究によって，被験者が顔を見たときに特異的に賦活される脳部位が見つかっている[1]．彼らはfMRIを用いて，被験者が顔を見ているときと日常物品を見ているときを比較し，前者で右紡錘状回が強く賦活されることを示した．

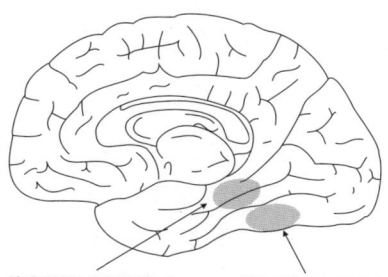

海馬傍回場所領域　　　紡錘状回顔領域

　この紡錘状回顔領域と呼ばれる部位は，日常物品との対比以外にも，建物や他の身体部位を見たときと比較しても強く賦活され，顔に特異的である．その後，彼らは動物の顔と比較してもこの部位が強く賦活されることを示し，あくまでヒトの顔の認知に選択的な領域であることを確認した[2]．

■文献
1) Kanwisher N, McDermott J, Chun MM : The fusiform face area : a module in human extrastriate cortex specialized for face perception. J Neurosci 17 : 4302-4311, 1997.
2) Kanwisher N, Stanley D, Harris A : The fusiform face area is selective for faces not animals. NeuroReport 10 : 183-187, 1999.

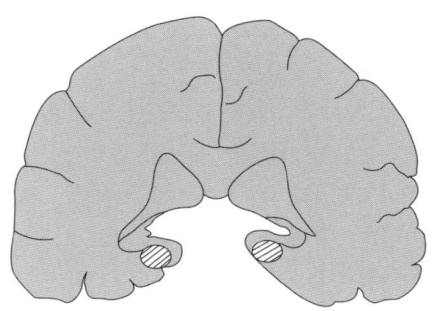

図 4-3　風景を見ているときの賦活部位
両側の海馬傍回とそれに隣接する紡錘状回に賦活がみられた。
（文献 4 より，改変して引用）

るのかもしれない。

b. 海馬傍回場所領域は新規の風景の認知・記銘に関与[5]

1)の研究をさらに発展させたものである。彼らは新たにいくつかの実験を追加しているが，とくに以下の2つが注目される。

(1) 被験者に既知の風景(A)，未知の風景(B)，既知の建物(C)，未知の建物(D)，日常物品(E)，顔(F)を見せたときの海馬傍回の賦活の強さを比較した。結果はA〜DではEとFより強く賦活されたが，AとBでは賦活の程度に差がなかった。この実験では海馬傍回は既知，未知にかかわらず風景や建物の認知自体に関与していることを示している。

さらに筆者が注目したのは，1)の実験同様ここでも風景と建物を比較すると，風景のほうで海馬傍回が強く賦活されていることである。この点は今後，臨床例でも確認が必要と考えられる。街並失認では建物自体よりも風景の同定が強く障害されるのかもしれない。実際，私たちの地理に関する認知や記憶の対象も，建物だけではなく建物を含む風景全体のことがほとんどである。まさに「街並」が問題となるのではないだろうか。

(2) 被験者に風景の写真をそれぞれ以下のような2つの条件下で見せ，海馬傍回の賦活の程度を比較した。

A：被験者にとってすべて未知の写真を1枚ずつ見せる。
B：4種類の写真を繰り返し見せる。

結果は，海馬傍回はAの課題施行時にはBより強く賦活された。このことは海馬傍回がとくに新規の風景の認知あるいは記銘に関係していることを示している。第2章3.(52頁)で述べたように，臨床例の検討では海馬傍回後部が新規の場所での街並失認発現に関与することが示唆されており，この実験結果と一致する。

c. 仮想街の中を移動する[6]

彼らはコンピュータ画面上に仮想の「街」を作った。それを16の区域に分け，個々の場所に異なった名前をつけた。被験者(4人：男性3人，女性1人)は，まず自由にこの街を探索し，16すべての場所を見つける。次に画面上で，ある場所から他の場所に移動するよう指示される。これを繰り返し，街の中を間違いなく移動できるようになった時点で以下の課題を施行し，fMRIを用いて賦活部位を検討した。

A：街並の写真(下に場所の名前が書かれている)を呈示し，その名前と写真の場所が一致しているかどうかを判断する。
B：正しい名前が書かれた街並の写真を呈示し，その地点から指示された別の地点に行く方角(前後，左右)を判断する。

結果は，課題A施行時には課題Bと比べ，両側海馬傍回，舌状回，紡錘状回と右中後頭回が賦活された。この場合の賦活領域は学習した風景の同定に関与していると考えられる。これらの脳部位は街並失認における障害部位とほぼ一致する領域であり，臨床例の検討結果を支持している。

ちなみに，課題B施行時には課題Aと比べ，左運動前野，両側上頭頂小葉，下頭頂小葉，楔前部に賦活がみられた。この課題は主に学習した2地点間の方角の想起に関係すると考えられる。賦活部位の中に道順障害の病変部位である楔前部が含まれている。道順障害に関係した神経機能画像研究については次項で詳しく述べる。

❖ サイドメモ ❖

建物と風景は異なるか

　街並は建物と風景からなる。風景とは公園や郊外の通りなど，明確な視標となる建造物がない場所をさしている。街並失認では通常，建物も風景も同定できないため，この2つを区別することはない。しかし，これらを同定するための処理機構は，厳密にはやや異なる可能性がある。Mendezら (2003) の報告した症例は，この点で示唆的である。

　患者は76歳，右利き男性で，脳梗塞により地理的障害を呈した。症状は「よく知っているはずの道が見慣れない道にみえる」，「熟知した場所での道順や方角を口述できる」との記載がある。病変部位は右側頭後頭葉内下部である。したがって，この患者の地理的障害は本書でいう街並失認に相当する。

　ただし，この患者には通常の街並失認患者とは異なる点があった。視標となる主な建物の同定が可能だったのである。Mendezらは，患者のよく知っている場所にある主要な「建物」と視標となる建物を含まない「風景」の写真を10枚ずつ呈示し，同定させる検査を行った。その結果，患者は建物はすべて同定可能であったが，風景の正解は1枚のみであった。新しい場所の街並を学習する検査でも，建物は覚えられるが，風景が覚えられない。

　つまり，この患者の症状は街並失認のなかでも特異であり，いわば「風景失認」を呈したことになる。通常，私たちも建物より風景のほうがわかりにくいし覚えにくい。しかし，この患者では両者の差が顕著である。このことは，単に難易に基づく違いではなく，街並を認知・同定する際に働く脳内機構が，さらに建物と風景では微妙に異なることを示している可能性がある。

■文献
- Mendez MF, Cherrier MM : Agnosia for scenes in topographagnosia. Neuropsychologia 41 : 1387-1395, 2003.

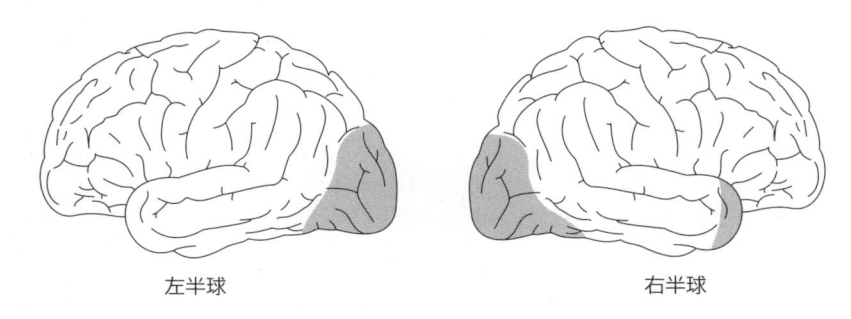

図4-4 風景が既知か未知かを識別しているときに賦活される脳部位
(文献7より,改変して引用)

2)旧知の場所

a. 既知の風景の認知に右側頭極が関与[7]

被験者は7人の右利き男性(23〜29歳)である。以下の課題を行い,PETを用いて賦活部位を検討した。

A:被験者にとって既知の顔と未知の顔を見せて,既知か未知かを識別させる。

B:未知の顔を呈示し,顔が左右どちらを向いているかを識別させる。

C:被験者にとって既知の風景と未知の風景を見せて,既知か未知かを識別させる。

D(対照課題):何も映っていない画面の中央を見つめる。

課題Cでは課題Dと比べ,両側の海馬傍回,頭頂後頭接合部,後頭葉皮質と右側の紡錘状回,側頭極に賦活がみられた(図4-4)。また,課題Cで課題Aより優位に賦活される部位は両側の海馬傍回,頭頂後頭溝,頭頂後頭接合部であった。これは海馬傍回が風景の認知,識別に関与することを示唆しており,他の報告と一致する結果である。

ここで注目されるのは,課題C施行時の右側頭極の賦活である。この部位は課題A施行中にも賦活されているが,課題B施行時には賦活はみられない。この結果は,右側頭極が顔や風景といった熟知視覚像の既知,

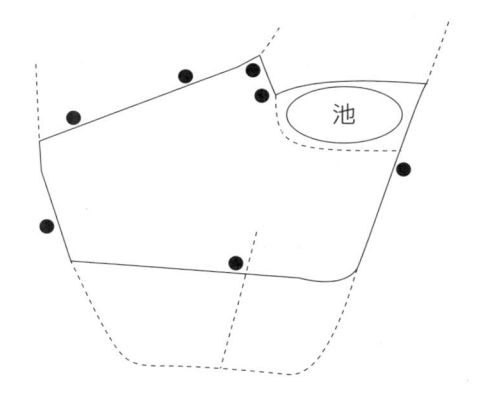

図 4-5　実験で用いた場所の地図
---：被験者の学習ルート　　●：ランドマーク
---：他のルート
（文献 8 より改変して引用）

未知を判断する際に働いていることを示すのであろうか。それともこの部位が熟知視覚像に関する記憶像の保持・再生に直接関係しているのであろうか。

　これは街並失認の病態を考えるうえで大変重要な点である。第 5 章でさらに詳しく考察する。

3. 道順障害のイメージング

1）新規の場所
a. 実際の環境での実験[8]
　Ghaem らの報告の被験者は，5 人の右利き健常男性（20〜22 歳）である。まず，被験者は自分たちにとって未知の場所の道を覚えることから始める。道は約 800 m の長さで，その途中に異なる 7 つのランドマーク（ガソリンスタンド，電話ボックスなど）がある（**図 4-5**）。被験者はこの道を 3 回通り，移動しながら 7 つの視標を含む風景を記憶する。その後，以下の課

題を施行し，PETを用いて脳内の賦活部位を検討した。

　A：7つのランドマークのうち2つの名前を呈示し，被験者にこの2地点間の道順を頭の中で想起させる。

　B：名前を告げられたランドマークの外観を想起させる。

その結果，Aで特異的に賦活された部位は右海馬領域後部，左中後頭回，左楔前部，両側の前頭前野背外側部と補足運動野であり，Bでは左海馬領域の中部，左中下側頭回であった。

注目されるのは，Aの課題の賦活部位からBの課題の賦活部位を引いた部分であり，これが「道順」の想起に関係する部位と考えられる。その結果は左側の海馬領域内側部，楔前部，島回であった。

この結果は楔前部が学習した道順（2地点間の方角やルート）の想起に関与する可能性を示している。道順障害の臨床例でも楔前部は病変部位に含まれており，この機能に関して何らかの役割を演じていると考えられる。ただし，賦活されたのは左側であり，この点にも留意する必要がある。

2）旧知の場所（道順の想起）

a. 被験者はタクシー運転手[9]

Maguireらはロンドンのタクシードライバー11人（すべて男性，平均年齢45歳）を被験者として，PETを用いて課題施行時の賦活部位を検討した。課題は以下のとおりである。

　A：ロンドン市内の2地点（出発点と目的地）を呈示してその最短の道順を口述する。

　B：世界的に有名なランドマーク（被検者が行ったことのない）の外観を想起して口述する。

　C：4桁の数字を復唱する。

結果は，AとCの比較では，両側の有線野外側部，頭頂葉内側部，後部帯状回，海馬傍回に賦活がみられた。BとCの比較では，後部帯状回，頭頂葉内側部，後頭側頭領域（海馬傍回を含む），中・下前頭葉であった。

タクシー運転手は比較的広い地域の地理を，細部にわたって熟知してい

ると考えられ，被験者としては申し分ない。

　まず，課題の内容を見てみると，課題Aは大まかには道順（2地点間の方角，ルート）の想起に関連していると考えられる。しかし，論文に記載されている実際の被験者の反応を見ると「a地点で客を乗せてf地点で降ろせ」という指示に対し，「a地点からb Streetを通って左折し，cに入り2つ目を左折し，dに行く。……そこから右折してe Streetを通ってfで客を降ろす」と述べており，そのルートを実際に運転しているように場面や道順を想起している。つまり，道順の想起だけではなく，出発点，通過地点，到着点の街並の想起も同時に行っており，この両者に関連した部位の賦活を見ていることになる。

　Maguireらは課題Aと課題Bの比較も行っている。これにより示される賦活部位は，AとCの比較より道順想起機能との関連が深いと思われる。結果は頭頂葉内側部，後部帯状回，右海馬であった。ただし，この場合も課題Bの対象が，被験者が実際の行動によって熟知したランドマーク（この場合はロンドン市内の街並）ではなく，知識として得た視覚像である点がやや問題である。

　しかし，旧知の道順の想起中の賦活部位に頭頂葉内側部と後部帯状回が含まれていることは意義深い。

b．トロントの街中でのナビゲーション[10]

　被験者は10人の健常な右利き男性で，トロントの街中の地理を熟知している。トロント市内の著明なランドマークの名前を画面の中央に2つ並べて呈示し，被験者は課題に従ってどちらかを選択する。各課題施行時の賦活部位をfMRIを用いて検討した。課題は以下のとおりである。

A：2つのうち，検査者が示した別のランドマークとの距離はどちらが近いか。
B：2つのランドマーク間の距離が2.5kmより長いか短いか。
C：2つのランドマークが西から東の順序に並んでいるか。
D：街の主要な道路が封鎖されていると仮定したとき，検査者が示した道が被験者の考えた迂回路と一致するかどうか。

E：(ベースライン) 2つのランドマークの名前で，どちらが母音の数が多いか。

　結果は，ベースラインと比較してすべての課題に共通する賦活部位は，右海馬傍回，脳梁膨大後域 (左＞右)，右後頭葉上部であった。課題Aを課題C，Dと比較すると脳梁膨大後域に賦活がみられた。

　課題Aを行うときの被験者の思考過程を考えてみたい。画面の左側にあるランドマークをX，右側のランドマークをY，検査者が示したランドマークをZとしてみる。いずれも熟知した場所である。ZからXとYへの距離を判断するには，2つの思考過程が考えられる。1つは，被験者が3地点のうちの1地点（多くはZ地点）に自分が立っていることを想像し，そこからさらに他の2地点の方角を想起する。そして，現在いると仮定した場所（例えばZ地点）からX地点，Y地点への距離を比較する方法である。他の1つはX，Y，Zの各地点を含む地図を想起し，その中で距離を比較する方法である。距離がある程度近い場合は前者，離れている場合は後者が一般的であろうか。

　いずれにせよこの課題は，想起時に一部街並の想起が含まれる（例えば，Z地点の風景は同時に想起されることが多いと思われる）点を除けば，まさに「道をたどる」ときの2つの機能のうちの1つ，すなわち「道順障害」で失われる機能を見ていることになる。さらに付け加えればエゴセントリックとアロセントリックの両者の認知過程を見ていることになる。

　これに対し，課題CとDでの思考過程は，自己をある位置に定位することは少なく，いわば頭の中での地図上の操作が主体と思われる。エゴセントリックよりもアロセントリックな機能が主体といえる。

　このように考えると，課題Aと課題C，Dとの比較は「熟知した地域内で，自己を中心として，他の地点の方角や距離を想起する」機能，すなわちエゴセントリックな機能を主に見ている可能性がある。この機能は道順障害の患者で最も顕著に障害される。脳梁膨大後域は主にこうしたエゴセントリックな機能に関係しているのかもしれない。

❖ サイドメモ ❖

ロンドンのタクシードライバー

　本書でも引用したMaguireら(1997)の論文では，ロンドンで正式に認可されたタクシードライバーを被験者としている[1]。タクシードライバーは客の要求に従って，目的地までの最短ルートを瞬時に判断する能力が必要とされる。とくにロンドンでライセンスを得るには市内の地理的情報についての難しい試験をパスしなければならない。このコレクションシリーズの1冊で，入來篤史先生が執筆された『道具を使うサル』の中に以下のような記載がある[2]。

　「ロンドンの中心部は，この古都の複雑な歴史の積層そのままに，路地がまるで網様体のように絡まり合い，ままごとのような家並みが続き，まるで玩具箱をひっくりかえした子ども部屋のようだ。この街では，どこにいてもそこから目的地にいち早くたどり着くためには，確かに膨大な空間情報を記憶しておかなくては話にならないだろう。

　英国スタイルで，ドライバーに窓越しに行き先を告げると，乗り込むやいなや，昔ながらのオースチンは小路をすり抜け，交差点をくるくると回転し，迷うことなく目的地にたどり着くのであるが，乗客はたちまちのうちに方向感覚・位置感覚を失ってしまう。

　この街では，ニューヨーク・マンハッタンの碁盤の目のような街並みに有効な，体系的大局的な演繹知識はまったく歯が立たない。もっと，個別で網羅的な経験的知識の蓄積が不可欠なのだと思う。込みいった空間と名称付与の連合，その記憶と再現には，経験的な様々な戦略が必要であろう。ロンドンは，訪れる人に，無心な観察を要求する街なのである。」

　ロンドンのタクシードライバーは市内の地理を熟知しているため，全員に同一レベルの高度の再生能力があり，かつ検査中に新たな地理的情報の入力もない。したがって，すべての被験者に同じ条件で検査を施行できるというわけである。

■文献
1) Maguire EA, Frackowiak RSJ, Frith CD : Recalling routes around London : activation of the right hippocampus in taxi drivers. J Neurosci 17 : 7103-7110, 1997.
2) 入來篤史：道具を使うサル．神経心理学コレクション，p.78, 医学書院, 2004.

《こぼれ話⑤》

エジンバラ今昔

　エジンバラは今では夏のエジンバラ祭で知られているが，最も多数の逸材を生んだ場所で，その歴史は古く，独創性に富んだ人を生んだ場所で，ロンドンやマンチェスターとも異なる独自の文化と風土を培ってきた。哲学者のデビッド・ヒュームは，『人間知性論』を書き，ルソーは会いにやって来た。ヒュームの墓はエジンバラのアーサーを望む高台にある。生理学者のチャールズ・ベルはエジンバラ大学出身で，ダーウィンの進化論に先駆け，動物と人間の対比から人間の表情について研究した（『神経心理学コレクション　表情を解剖する』医学書院，2001年参照）。

第5章
「街を歩く」ための脳内機構

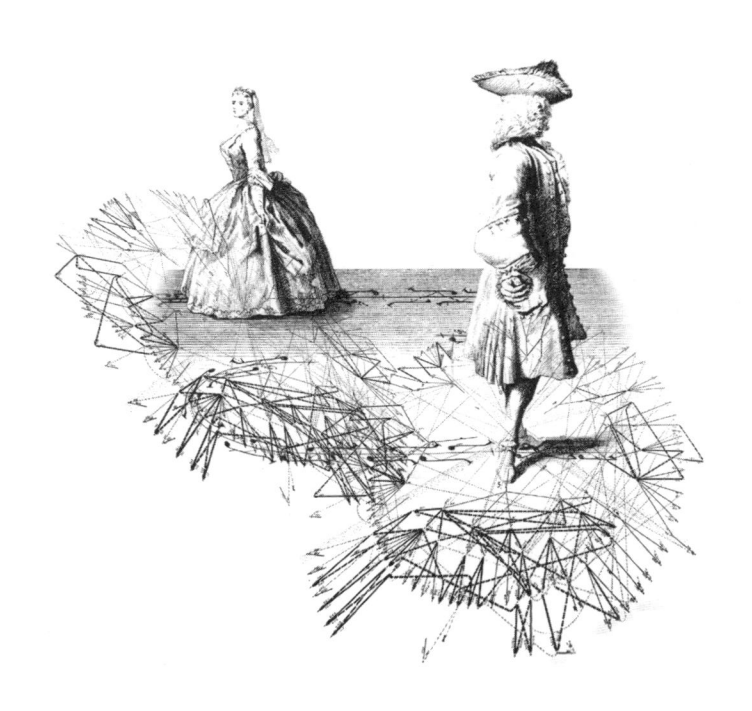

1. 地理的障害の解剖学

　前章までの検討で，地理的障害の発現には海馬傍回，脳梁膨大後域（帯状回後部），楔前部が重要な役割を果たしていることがわかった。したがって，地理的障害の病態機序を考えるには，まずこれらの部位の解剖（位置，他の脳部位との線維連絡）や機能について知る必要がある。

1）海馬傍回

　海馬傍回は，側頭葉の内側端にある海馬に隣接する縦長の脳回である。前方は鉤の前下部に始まる。後方は鳥距溝の前端部付近で上方の帯状回峡と後方の舌状回に移行する。外側は側副溝を境として紡錘状回に接している。Brodmann の脳地図では，おおむね前部は28野に，後部は36野に相当する。

　海馬傍回と他の大脳皮質との線維連絡については，サルにおける Van Hoesen ら（1982）の詳細な検討がある（図 5-1）[1]。海馬傍回は帯状回，脳梁膨大後域，海馬，側頭葉前端部・下部，前頭前野，側頭葉聴覚領域，頭頂葉（外側面，内側面），視覚連合野などの比較的広い範囲から入力を受けている。同時にこれらの部位に出力がある。とくに海馬傍回前部は海馬，海馬傍回後部との結合が強い。

　こうした線維連絡をふまえて，海馬傍回は海馬とともに記憶過程の制御を行う重要な部位と考えられてきた[2]。最近の神経機能画像研究でも，海馬傍回は新規の刺激を記銘・保持するときに働くことが示されている[3,4]。おそらく海馬傍回は，各種の感覚入力からの情報を記銘するための最終的な処理を行う部位ではないかと推測される。

2）脳梁膨大後域（帯状回後部）

　典型的な「道順障害」の病変部位は脳梁膨大後域から頭頂葉内側部にか

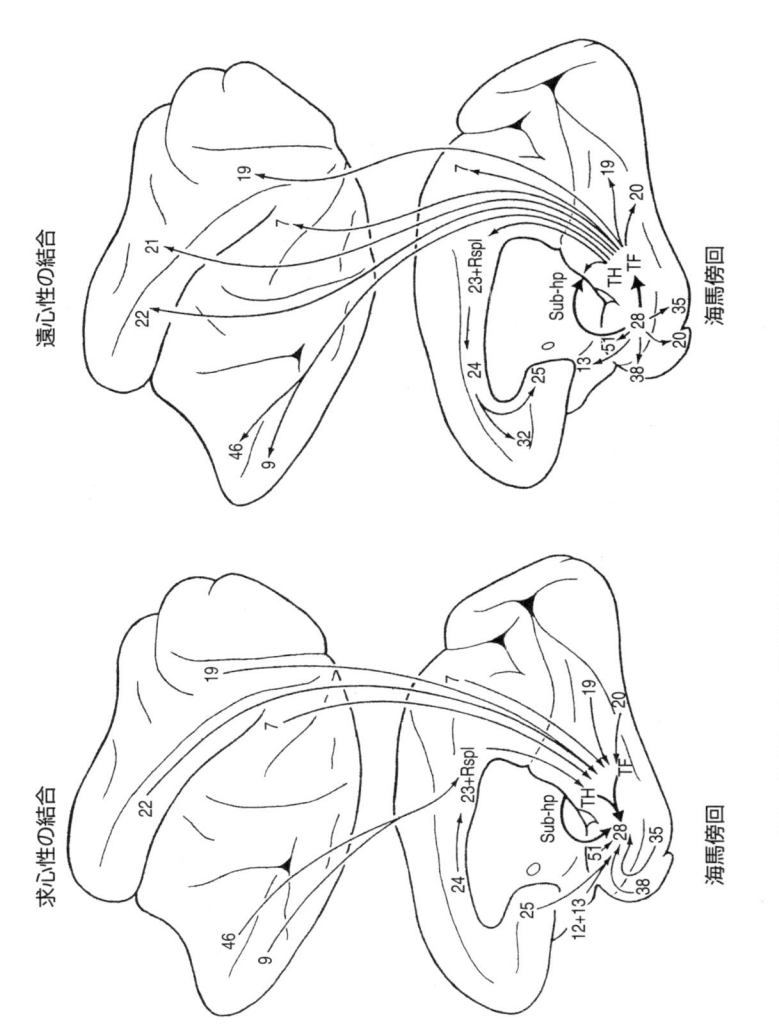

図 **5-1** サルにおける海馬傍回と皮質との連絡
Rspl：脳梁膨大後域皮質　Sub-hp：海馬台　TF-TH：海馬傍回後部
(文献1より改変して引用)

124   第5章 「街を歩く」ための脳内機構

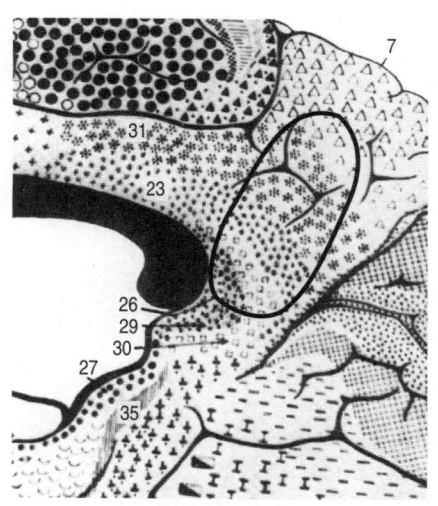

図 5-2　Brodmann の脳地図における道順障害の病巣

けての領域にある。これは Brodmann の脳地図では 29・30 野と 23・31 野の後端部および 7 野下部に相当する (図 5-2)。帯状回後部のうち 29 野と 30 野は脳梁膨大後皮質, 23 野と 31 野は後帯状皮質として区別され, さらに解剖名では前者は帯状回峡と呼ばれる。

　帯状回後部の線維連絡についても, サルにおける Kobayashi ら (2003) の詳細な検討がある[5] (図 5-3)。それによると, 29・30 野へは海馬領域, 海馬傍回, 後頭葉 (V2), 前頭前野 (9・10・11・46 野), 頭頂葉から入力がある。このうち海馬領域からの入力が最も多く, 海馬傍回, 前頭葉の 46 野との連絡も密である。一方, 23 野へは前頭葉 (9・46 野), 頭頂葉後部 (外側面, 内側面), 海馬傍回, 後頭葉から入力がある。このうち頭頂葉からの入力が最も密で, 次が後頭葉となっている。

　これらの線維連絡を見ると, 帯状回後部のなかでも 29・30 野と 23 野後端部の機能は異なることが予想される。すなわち, 前者は記憶そのものに関係し, 後者は頭頂葉で認知された視空間情報を記憶に結びつけるための

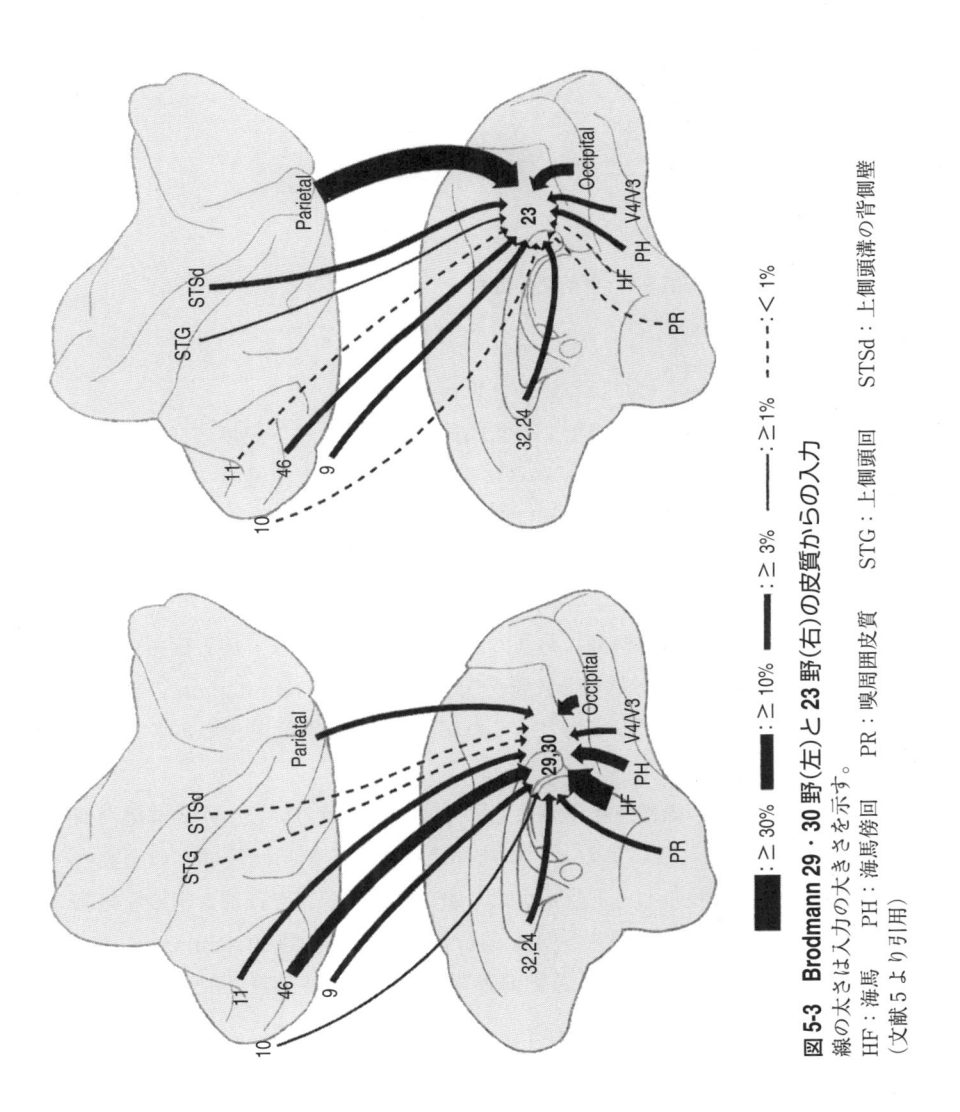

図 5-3 Brodmann 29・30 野(左)と 23 野(右)の皮質からの入力
線の大きさは入力の大きさを示す。
HF：海馬　PH：海馬傍回　PR：嗅周囲皮質　STG：上側頭回　STSd：上側頭溝の背側壁
(文献 5 より引用)

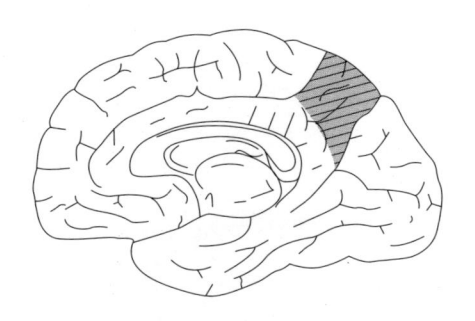

図 5-4　楔前部の位置

処理に関係しているのではないかと思われる。

最近の神経機能画像研究で，帯状回後部はエピソード記憶（自伝的記憶）の想起に関係するとの報告がみられる[6]。エピソード記憶のなかの視覚的あるいは視空間的な要素の想起に関与しているのかもしれない。

3）楔前部

楔前部は頭頂葉の内側部にあり，前方は帯状溝辺縁枝，後方は頭頂後頭溝で境された四角の形状をした部分である（図 5-4）。Brodmann の分類では，7 野の内側部とする立場と，これに 31 野の後端部を含める考え方がある。

他の脳部位との線維連絡については，サルにおけるいくつかの詳細な研究がある[7,8]。それらによると，楔前部は隣接する帯状回後部と頭頂葉の他の部位，すなわち上・下頭頂小葉，頭頂間溝，頭頂弁蓋部と密接な線維連絡がある。頭頂葉以外の主要な結合部位は前頭前野（Brodmann の 8・9・46 野）である。その他，運動前野背側部，補足運動野，前部帯状回とも強い結合をもつ（図 5-5）。

神経機能画像を用いた最近の研究からは，楔前部と視覚的イメージの想起との関連が報告されている[9]。この検討の被験者は 6 人の右利き男性である。視覚的なイメージを喚起しやすい語のペア（乗用車とトラックなど）

1. 地理的障害の解剖学　*127*

【皮質結合】
頭頂葉内側部
・後部帯状回
・脳梁膨大後域

頭頂葉外側部
・上・下頭頂小葉
・頭頂間溝
・頭頂弁蓋尾側

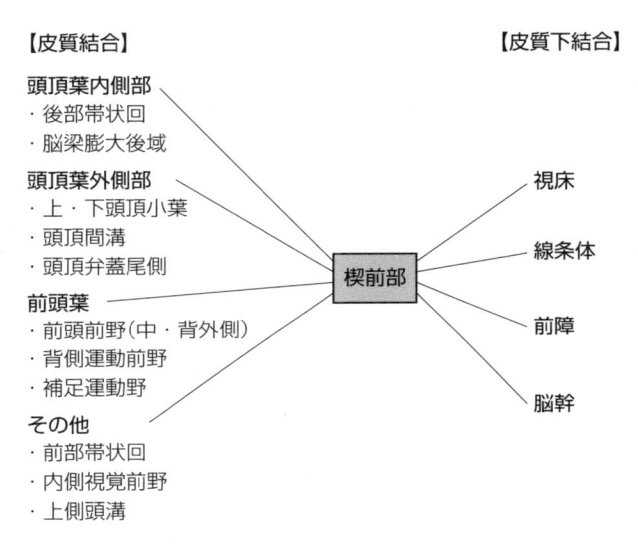

前頭葉
・前頭前野(中・背外側)
・背側運動前野
・補足運動野

その他
・前部帯状回
・内側視覚前野
・上側頭溝

【皮質下結合】
・視床
・線条体
・前障
・脳幹

（中央：楔前部）

図5-5　楔前部と皮質・皮質下との連絡
（文献8より改変して引用）

と喚起しにくい語のペア（「行く」と「来る」など）を学習し，これらを想起する際の賦活部位をPETを用いて検討した．その結果，前者では後者と比較して両側の楔前部での賦活がみられた．この結果から，著者らは楔前部を視覚的イメージの想起に関係する部位と考え，"mind's eye"と呼んだ．ただし，これには反論もあり，具体語や抽象語にかかわりなく楔前部に賦活がみられるとの報告もある[10]．

いずれにせよ，古くから記憶との関連が指摘されていた海馬傍回や帯状回後部とは異なり，楔前部の機能はほとんど知られていないといっても過言ではない．道順障害における症候・病巣の検討が，この部位の機能解明の一助となることが期待される．

2. 地理的記憶の貯蔵庫はどこか

A. 街並の記憶貯蔵

　熟知した街並や顔の視覚像は脳内のどの部位に貯蔵されているか。これは大変興味深い問題である。最近，この疑問に対して示唆を与えるいくつかの研究がみられる。ヒトの脳損傷例における検討と神経機能画像研究である。

1）ヒトの脳損傷例における検討
a.「意味痴呆」における検討
　意味痴呆は前頭側頭葉変性症の一型であり，側頭葉を中心とした脳萎縮が徐々に進行する変性疾患である。そのなかに顔や街並の認知障害を呈した症例の報告がある（表5-1）。顔の場合，視覚のみならず聴覚（声）でも人物を同定できず，相貌失認とは異なる。なかには名前を聞いても，その人物の「人となり（定義）」を聞いても誰だか同定できない症例がある。これらの症例では熟知した人物に関する「意味」が全体的に障害されたものと考えられる。このなかでとくに注目されるのは数井ら（1995），Gentileschiら（2001）の報告した症例である[11,12]。この2例では，顔に加えて街並の同定も障害されていた。

◆数井らの症例

　72歳，右利き，男性。言葉の意味がわからない，知っているはずの人の顔を見ても誰だかわからない，取引先の建物や知人の家を見てもそれとわからないなどの症状が徐々に出現した。顔については，熟知した人の顔写真を見ても同定できず，既知感さえなかった。相貌失認とは異なり，声を聞かせても同定不可能であった。街並については有名な建物を呈示しても何だかわからず，やはり既知感もなかった。MRIでは右に優位な両側側頭葉前方部の楔状の萎縮とともに，前頭葉底面にも萎縮を認めた。しか

表 5-1 相貌・街並の同定障害を呈した意味痴呆症例

報告者(発表年)	相貌	街並	病変部位
Tyrrell ら[13] (1990)	＋ 視覚	−	両側側頭葉 (右＞左)
松井ら[14] (1992)	＋ 視覚, 聴覚, 名前	−	両側側頭葉 (右＞左)
Hodges ら[15] (1992)			
症例1	＋：視覚, 聴覚, 定義	−	両側側頭葉(右＜左)
症例4	＋：視覚, 聴覚, 定義	−	両側側頭葉前部(右＞左)
Barbarotto ら[16] (1995)	＋ 視覚, 名前	−	両側側頭葉(外側底部) (右＞左)
Evans ら[17] (1995)	＋ 視覚, 名前	−	両側側頭葉前部 (右＞左)
Gainotti ら[18] (2003)	＋ 視覚, 聴覚, 名前, 定義	−	両側側頭葉前部(外側下部) (右＞左)
数井ら (1995)	＋ 視覚, 聴覚	＋ 視覚	両側側頭葉前部 (右＞左)
Gentileschi ら (2001)	＋ 覚, 聴覚, 名前	＋ 視覚	両側側頭葉前下部 (右＞左)
自験例	＋ 視覚, 聴覚, 名前	＋ 視覚, 名前	両側側頭葉前下部 (右＞左)

＋：障害あり　　−：障害なし

し，舌状回，紡錘状回を含む側頭後頭領域には異常はみられなかった。

　数井らはこの症例の顔，建物の同定障害を意味記憶の障害ととらえている。また，相貌に関する内的表象が側頭葉皮質前方部に貯蔵されている可能性を指摘している。

◆Gentileschi らの症例

　60歳，右利き，女性。56歳頃から，よく知っている友人や近隣の人の顔を見たり，名前を聞いたりしても誰だかわからなくなった。2年後には声を聞いてもわからなくなった。

　発症4年後，有名な建物の位置や名前が認知できているかどうか，以下のような検査を行った。記念建造物や建物の写真を28枚用意した。そのうち14枚はよく知られた建物で，その中の11枚は患者が実際訪れたこと

✤ サイドメモ ✤

前頭側頭葉変性症

　側頭頭頂葉に病変の主座をもつアルツハイマー病に対し，前頭葉と側頭葉に原発性の病変をもつ変性性痴呆性疾患を包括した名称である[1]。1996年にManchesterグループにより提唱された分類[2]を表に示す。神経心理学の観点からは，意味痴呆，進行性非流暢性失語，前頭側頭葉変性型のなかの運動ニューロン病型が重要である。

表　前頭側頭葉変性症の分類

1) 前頭側頭型痴呆
 ・前頭葉変性型
 ・Pick型
 ・運動ニューロン病型
2) 進行性非流暢性失語
3) 意味痴呆

　意味痴呆は，側頭葉前部を中心とした脳萎縮を呈する。右側優位の萎縮では人物や建物についての意味記憶の障害がみられる。これについては本文中に詳述した。左側優位の場合は言葉についての意味記憶の障害がみられ，「語義失語」を呈する。

　進行性非流暢性失語は，失構音を伴う非流暢性の失語を呈し，左シルビウス裂周辺に病変の主座をもつ。Mesulam[3]の提唱した原発性進行性失語とは一部重なりをもつが，同一の概念ではない。

　運動ニューロン病型のなかには初期に言語症状（仮名に優位の失書，文法障害）や病識欠如を呈するものがある。

■文献

1) The Lund and Manchester Groups : Clinical and neuropathological criteria for frontotemporal dementia. J Neurol Neurosurg Psychiatry 57 : 416-418, 1994.
2) Snowden JS, Neary D, Mann DMA : Fronto-Temporal Lobar Degeneration : Fronto-Temporal Dementia, Progressive Aphasia, Semantic Dementia. Churchill Livingstone, New York, 1996.
3) Mesulam, MM : Slowly progressive aphasia without generalized dementia. Ann Neurol 11 : 592-598, 1982.

がある場所である．他の14枚は彼女にとって未知の建物とした．患者にそれらの写真を見せ，以前見たことがあるか，もしあるならそれはどこにあるか，何と呼ばれているかを答えさせた．その結果，患者は未知の建物についてはすぐに見たことがないと答えた．しかし，有名な14の建物で

> ❖ **サイドメモ** ❖
>
> **左側頭葉病変による意味痴呆**
>
> 　左側頭葉に限局性萎縮が生じると，「語義失語」を呈することが知られている[1,2]．語義失語では名詞のもつ意味が障害されるため，名前を聞いてもその意味が理解できない．一方で，動詞，形容詞の意味理解は良好で，文法的側面もよく保たれている．読字，書字では漢字の操作に障害が現れ，類音的錯読（「三味線」を「さんみせん」と読む）や類音的錯書（「汽車」を「寄車」と書く）がみられる．
>
> 　同様の病変で，物品の意味記憶障害の報告もみられる[3]．呈示された物品の名前がわからないだけではなく，触れても，音を聞いてもわからず，使用することも不可能で，その物品のもつ意味が障害されたものと考えられる．
>
> 　これらの症例の側頭葉病変は前方部に強く，そのなかでも外側部[2]や外側から底部[3]が重視されている．これは本文でとりあげた顔や街並の「意味記憶障害」例の病巣と対称的な部位である．語の意味と物品の意味に，障害の程度や障害時期の違いが認められることは，両者が近接するものの異なる神経基盤をもつことを示唆している．これは右半球における顔と街並との関係に似ている．
>
> ■文献
> 1) 田辺敬貴, 池田　学, 中川賀嗣, 他：語義失語と意味記憶障害. 失語症研究 12：153-167, 1992.
> 2) 田辺敬貴, 数井裕光, 池田　学, 他：痴呆性疾患の記憶障害. 神経進歩 38：1023-1033, 1994.
> 3) 原　健二, 松田　実, 水田秀子：Semantic dementia の一例. 神経心理 15：61-70, 1999.

は4つは正解したが，7つについては見覚えがないと答えた。残りの3つの建物については位置か名前かいずれかが不正解であった。これは対照とした彼女の息子の成績と比べても明らかに低下していた。

MRIでは両側側頭葉の萎縮が認められ，右側に優位で，かつ前下面に強かった。SPECTでは右に優位に両側側頭葉の血流低下がみられた。

筆者も以前，同様の症例を経験したことがある。

◆自験例

69歳，右利き，男性。2年くらい前から，知っている人の顔を見ても誰だかわからなくなった。家族や近隣の頻繁に会う人はわかる。ふだんあまり会うことのない親類や知人が最もわからない。顔を見てわからない人は会話をしても（声を聞いても）わからない。名前を聞いてもわからない人もいる。時代劇や相撲が好きで昔からよくテレビを見ていたが，俳優や力士の顔を見ても誰だかわかりにくい。

また最近，近所の風景を見てピンとこないことがある。自宅のすぐ近くはよいが，少し離れていて，あまり頻繁に行かない場所がわかりにくい。その他に，聞いた言葉の意味がわかりづらいことがある。

神経心理学的には，発話は流暢で言語理解は良好である。比較的重度の呼称障害がみられる。呼称できない物品のなかには名前を言っても何だかわからず，使用法を説明できないものがある。

家族，兄弟の顔写真の同定は2/5正解。「有名人」の同定はさらに困難で，呈示した13人全員について「見覚えがない」と回答し，名前を言ってもわからない。自宅付近の風景の写真は細部までよく認知できているが，同定は9/10で不可（自宅の写真のみ可）。金閣寺，国会議事堂などの「名所」は呈示した5枚全部に見覚えがなく，有名人同様，名前を言っても首をかしげる。WAIS-R（動作性）ではIQ 62と知的機能の低下が認められる。MRIでは右側優位に両側側頭葉の萎縮が明らかである（図**5-6**）。右側頭葉の中では前部かつ下部（底部）に強い。

自験例およびこれらの文献例（表5-1）の病巣を見ると，語義失語が顕著な1例（Hodgesらの症例1）を除き，全例右側優位に側頭葉前部の萎縮が

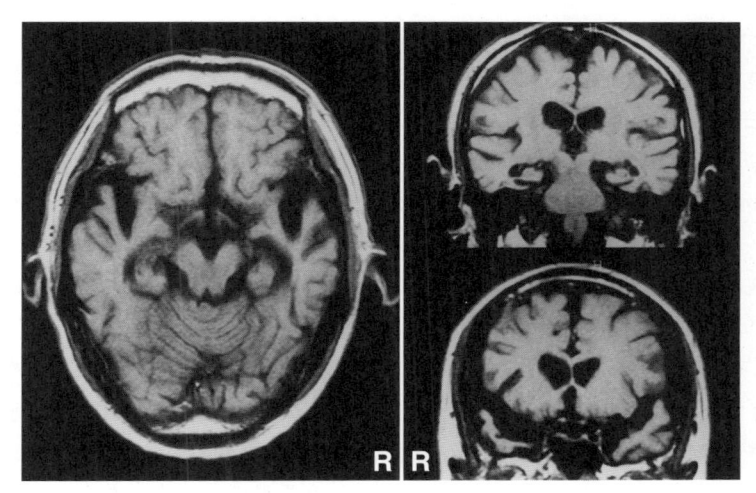

図 5-6　頭部 MRI(T1 強調画像)
左：水平断像　右：矢状断像

認められる．とくに前下部(底部)に目立つ例が多い．
　これらの症例では様式横断性(multimodal)の障害を呈しており，やはり顔，街並に関する意味記憶障害と考えるのが妥当と思われる．これは熟知視覚像(相貌，街並)に関する記憶像が，他の意味記憶とともに右側頭葉前下部に貯蔵されていることを示しているのであろうか．それともこの部位が各感覚情報から記憶像へのアクセスに関係しているのであろうか．後者としても，記憶貯蔵は近接した部位にあることが予想される．
　さらに相貌のみの障害例，相貌と街並の両者の障害例はあるが，街並のみの障害例はみられない．両方が障害されている自験例を含む3症例では相貌に顕著である．また，自験例では相貌の障害が先で，後から街並が障害された可能性が高い．以上から推定される病態として2つの可能性が考えられる．1つは街並より顔のほうが障害されやすい，すなわち両者の処理過程に階層性が存在する可能性である．他の1つは，側頭葉の前方からの萎縮であることを考慮すると，顔と街並では意味処理システムの存在する脳部位が微妙に異なり，顔は街並よりも前方で処理されている可能性で

ある。

b. その他の側頭葉前部の限局病変例での検討

右側頭葉前部の限局性病変例の報告はきわめてまれである。Ellis ら (1989) はてんかんの治療のため，27 歳のとき，右側頭葉切除術を受けた症例を報告している[19]。切除範囲は側頭葉の先端から 6.5 cm までの部分で，上側頭回，海馬，扁桃体を含んでいた。手術後，彼女は人の名前が覚えられないと訴えた。彼女は知能（WAIS），記憶（WMS）に異常は認められなかったが，検査の結果以下の障害が明らかとなった。

「有名人」のうち，誰でも知っている人の顔写真を 20 枚，それよりやや「有名度」の下がる人の顔写真 20 枚，さらに未知の顔写真 20 枚を呈示して熟知度（7 段階），職業，名前を答えさせた。患者は健常者と比較して，有名人 40 人の写真で成績が悪く，とくに 2 番目のやや有名な人の同定が悪かった。ただし，彼女はこれらの有名人の名前を見せても，声を聞かせても健常者よりもわずかしか同定できず，人物についての全体的な記憶が障害されていると考えられた。

地理に関してはどうであろうか。20 の有名な建物の名前を言い，その建物がある国を答えさせたところ，健常者と比べて成績が低下していた。建物の視覚的同定の検査は未施行であるが，少なくとも名前からはその建物のもつ意味へ到達しにくいことを示している。

McCarthy ら (1996) の症例は 60 歳，左利き，男性である[20]。ヘルペス脳炎罹患後から，自宅付近など熟知しているはずの場所で道に迷うようになった。自宅の写真を見てもそれとわからず，知っているはずの風景が未知の風景に見えた。しかし，自宅付近の地図を描くことは正確に可能であった。同時に，テレビタレントなどの有名人を見ても誰だかわかりにくくなった。しかし，家族や親しい友人などは同定可能であった。過去や最近のエピソード記憶には問題なかった。

患者は有名な建物の写真を同定させる課題では約 40％しか正解できず，建物の名前を言ってその説明をさせる課題では写真の同定よりはやや改善するが，それでもコントロールに比し成績が低下していた。

MRIでは，病巣は右半球側頭葉前部にあり，側頭極，鉤，海馬，海馬傍回，中・下側頭回が障害されていた。ほかに左半球の鉤，扁桃体に小病変がみられた。
　2症例は，ともに視覚以外のモダリティを用いた同定も障害されている。これは前述の意味痴呆例同様，熟知した顔，街並の意味記憶障害としてとらえることが可能と思われる。
　これらの限局病変例の報告からも，右側頭葉前部が熟知視覚像の記憶貯蔵に関して何らかの役割を果たしているのは間違いない。さらに，障害はEllisらの症例では顔，McCarthyらの症例では街並に優位であった。街並の障害が顔より強い症例が存在する。これは顔と街並との階層性の違いよりも，むしろ病変部位の微妙な差が障害の発現に関係していることを示しているのではなかろうか。

2）神経機能画像研究

　第4章2.(114頁)で紹介したNakamuraら(2000)の検討を振り返ってみよう。彼らはPETを用いた検討で，顔および風景が未知であるか既知であるかを識別する課題施行時に右側頭極が賦活されることを示した。さらに別の検討で，既知の顔写真を繰り返し呈示するとこの部位の活動が減弱することから，右側頭極は視覚情報と記憶像とを照合して，未知か既知かを判定する機能をもつと推定している。右側頭極がこうした照合を行っているとすると，記憶像はその近傍に存在することが予想される。この結果もやはり側頭葉前部に熟知視覚像の記憶像があることを示すものではなかろうか。

　以上を総合的に考えると，前述の意味記憶症例で障害されていた側頭葉前部（とくに前下部）は，相貌，街並に関する種々の感覚情報が記憶像にアクセスするための制御を行っている部位というよりも記憶貯蔵そのものに関係している可能性が考えられる。熟知した人物や街並に関するトータルな記憶像（意味）が右側頭葉前下部にある。そして，各感覚からの情報がこ

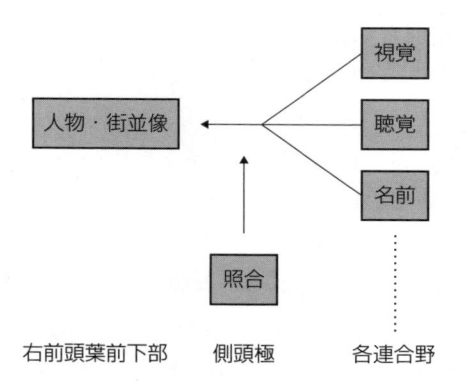

図 5-7 熟知した人物・街並の同定過程

の部位にある記憶像に到達して「同定」がなされるのではないか。その際，側頭極が両者の照合を行っているのかもしれない(図 5-7)。

B. 道順の記憶貯蔵

熟知視覚像の記憶貯蔵が側頭連合野(側頭葉前・下部)にあると仮定すると，熟知した地域内の道順(2 地点間の方角定位)に関する記憶像は頭頂連合野に貯蔵されていることが予想される。

実際に，道順の記憶像は海馬・海馬傍回領域にはないとする報告がある。Teng ら(1999)はヘルペス脳炎の後遺症として重度の記憶障害を呈した 76 歳の男性例を報告した[21]。この症例には高度の前向性健忘(1 年に 40 回会った検査者さえも覚えられない)と病前 40 年に及ぶ逆向性健忘がみられた。MRI では両側の海馬，海馬傍回，扁桃体，紡錘状回前部に病変が認められた。

この患者はカリフォルニアにある町で 10 年暮らし，28 歳のときに他の場所に引っ越した。著者らはこの 10 年間住んでいた場所の地理的記憶(当時の自分の住居から異なる場所への道順など，本書でいう「道順障害」で障害される機能)について検討した。その結果，ほぼ同じ時期にその地域に住んでいた人々(対照群)と比較して差がなかった。

このことから，著者らは海馬を含む側頭葉内側部は，地理的記憶（ここでは「道順」の記憶）に関しても，エピソード記憶と同様に，新たな記憶の形成には関与するが遠隔記憶の再生にとっては重要な部位ではないと考察している。

さて，道順の記憶が頭頂連合野にあるとしても，その中のどの部位にあるのだろうか。これを特定することは，街並の記憶部位よりさらに困難な課題である。しかし，以下に述べる Bálint 症候群，posterior cortical atrophy (PCA)，第3章の Kase の症例（71頁），第1章で紹介した Holmes の症例（5頁）などが直接的，間接的な示唆を与えてくれる。

1) Bálint 症候群

Bálint 症候群は，両側頭頂葉外側部の比較的広範囲な障害に基づく症候群として古くから知られている。しかし，前述のとおり，Bálint の原著を見ても道順障害の記載はない（第1章1.，4頁）。Bálint の症例は，視覚障害のため外の通りや入院中の病院内をあまり歩くことはなかったらしい。だが，道順障害があれば自宅付近や病院内などの比較的狭い地域内でも症状に気づかれるはずである。その後の Bálint 症候群の報告例を見ても，やはり道順障害の存在については触れられていない[22,23]。わずかに Hecaen ら（1954）の報告した4症例中1例（case 3）に，spatial orientation の障害として「よく知っている道筋を述べることが困難」との記載がある[24]。しかし，この症例の病因は脳腫瘍であり，脳梁放線，下縦束に及ぶ広範な病巣を有していた。

このように典型的な Bálint 症候群で道順障害を伴わないことは，頭頂連合野の中で頭頂葉外側面は「道順」の記憶貯蔵への関与がほとんどないことを間接的に示唆しているものと考えられる。

2) posterior cortical atrophy (PCA)

Bálint 症候群のほかにもう1つ，両側頭頂葉に病変をもつ症候群に PCA がある。PCA は1988年の Benson らの報告に始まる[25]。彼らは視覚

異常，失読，失書に始まり，やがて視覚性失認，Bálint 症候群，Gerstmann 症候群，超皮質性感覚性失語などを呈した5症例を報告した。症状は緩徐進行性の経過をとり，記銘力や病識，判断力は進行期まで保たれていた。画像検査では両側頭頂後頭葉に萎縮がみられた。実は，このなかに「地理的障害」に関する記載がみられるのである。

例えば，「熟知した場所で道がわかりにくい」（症例1），「自分の居住区内で車を運転して道に迷う」（症例2），「自宅内で方角が不確かになり，熟知した場所で道に迷うようになった」（症例5）などと記載されている。ただし，残念ながらこれらに関する詳細な検討はなされていない。

そこで，その後の PCA の報告をレビューしてみた。すると，症例によっては，地理的障害と思われる以下のような記載がみられる。

- 当初は1人でバスで通院できていたが，時に道に迷い帰宅が遅れるようになった[26]。
- 熟知した場所で道がわからなくなった。当初は自分の住んでいる街で，その後自宅内でも[27]。
- 熟知した場所で道がわかりにくくなった (case 1)，自宅付近で車を運転しているとき，道がわかりにくくなった (case 2)[28]。
- よく知った環境での空間的失見当がみられた[29]。
- いつも通勤に利用しているバスの停留所から会社への方角がわからなくなった[30]。
- 以前通勤していた東京の地下鉄の駅で下車して，一時的に方向がわからなくなることがあった。自宅の家の近くの地理が一時わからなくなってしまい，回り道をして独力で帰宅した。駅前で左右どちらに行くのかわからなくなることがあると言った[31]。

いずれも地理的障害は初発症状ではないが，Bálint 症候群が顕在化する以前に出現している。PCA は経過とともに記銘力障害が現れるが，記載はすべて熟知した場所（旧知の場所）での症状であり，記銘力障害では説明できない。

地理的障害の内容はどうであろうか。記載のあるものでは，本書でいう

街並失認に相当する「environmental agnosia（環境失認）」とされている場合が多いようだ[25, 27, 28]。

PCAを後頭側頭葉型または腹側型（ventral type）と頭頂葉型または背側型（dorsal type）に分ける場合がある[32]。前者は初期に視覚性失認，相貌失認，失読などを呈し，後者では視空間認知障害，失書，失行などがみられる。したがって，後頭側頭葉型では街並失認を合併する可能性も十分考えられる。

しかし，これらの報告では第3章で述べたような街並失認と道順障害を鑑別するための詳細な検討はまったく施行されていない。両者のいずれであるかの厳密な判定は困難であると思われる。「方角が不確か」，「停留所から会社への方角がわからなくなった」，「方向がわからなくなる」，「左右どちらに行くのかわからなくなる」といった記載内容からは，症例によっては「道順障害」であることも十分考えられる。とくに頭頂葉型ではこの可能性が高いと思われる。

以下にPCAの自験例を紹介する。

症例　69歳，女性，右利き

◆**現病歴**　1年くらい前から，徐々に字が書けなくなった。最近になって服を着るときに違う袖に手を入れたりすることがある。知人の勧めで，筆者の外来を受診した。

◆**現症**　神経学的には異常はみられない。神経心理学的には最も目立つのは高度の構成障害とそれに基づく構成失書である。その他に着衣失行がみられる。左上肢には軽度の観念性失行，観念運動性失行が認められる。失語，失認はない。エピソード記憶は前向性，逆向性とも十分保たれている。地理的障害はなく，初めて訪れた筆者のいる病院にも1人で迷うことなく通院可能である。

◆**画像検査所見**　MRIでは右側優位に両側頭頂葉の萎縮がみられる（図5-8）。SPECTでは右側優位に両側側頭頭頂葉の血流低下が認められる（図5-9）。

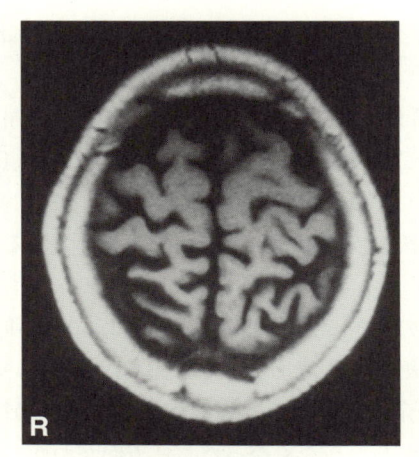

140　第5章　「街を歩く」ための脳内機構

図 5-8　頭部 MRI（T1 強調画像）

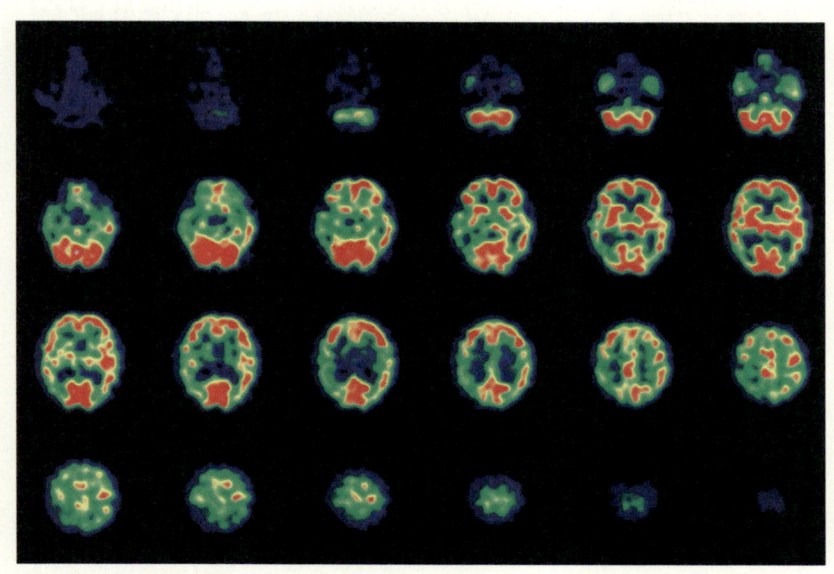

図 5-9　頭部 SPECT

この症例では，病変は両側(右優位)の頭頂葉を中心とする比較的広範な領域であり，それに対応する神経心理症状もみられる。亜型でいえば頭頂葉型の PCA と考えられる。しかし，地理的障害はみられない。

　こうした PCA (とくに背側型)における検討からは，病変が頭頂葉外側部に始まり，まずその部位の症状が出現する。その後，病変が内側部に及ぶと地理的障害，とくに旧知の場所での道順障害が加わってくるのではないか。もしそうだとすると，頭頂葉内側部に道順の記憶が貯蔵されているか，あるいは少なくとも同部が記憶像の取り出しに関して重要な役割をもつ可能性が考えられる。

3) Kase の症例

　第 3 章 1.(71 頁)で紹介した Kase の症例は剖検が得られている。それによると病巣は左優位に両側頭頂葉にみられ，後頭葉は完全に保たれていた。外側面では病巣は上頭頂小葉にあり，角回，縁上回は両側とも障害を免れていた。内側面を見ると，右半球では前端は帯状回辺縁枝の位置にあり，楔前部全体と帯状回が含まれていた。左半球では，前端は帯状回辺縁枝よりも約 1 cm 前方であり，楔前部全体と帯状回の後部 1/3 が含まれていた。とくに記載はないが，論文中の図からは脳梁膨大後域は障害を免れているようにみえる。

　この症例が Bálint 症候群や PCA と異なる点は楔前部の障害が確認されていることであり，道順障害の発現に楔前部病変が重要であることを示している。

4) Holmes の症例

　Holmes の症例は，第 1 章 1.(5 頁)で「見える範囲」の移動の障害例としてすでに紹介した。7 例の報告であるが，1919 年に Horrax とともに発表した 7 例目の記載を見ると，道順障害と考えられる症候がみられる。

　症例は 30 歳，男性である。銃創により脳損傷を受けた。症状を見ると，長さや大きさの認知障害，立体視障害，視覚性注意障害，視覚性運動失調

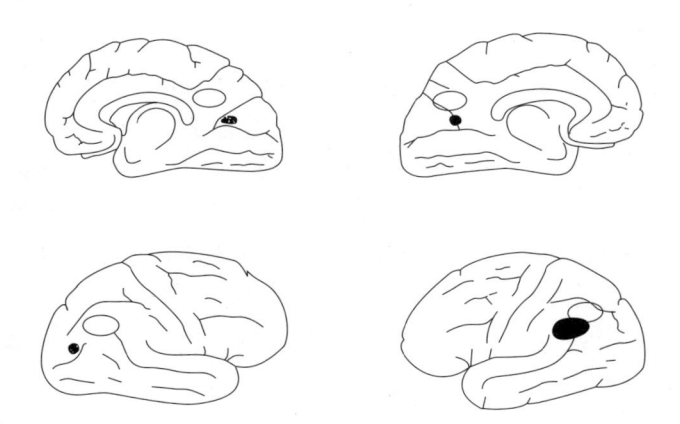

図 5-10 Holmes and Horrax の症例(1919)の病巣
白丸は論文中の記載から筆者が推定した病巣
黒丸は Holmes(1918)の症例 2 の病巣(論文中より引用)

などのいわゆる Bálint-Holmes 症候群と「見える範囲」の移動の障害のほかに,以下のような記載がある。

・「患者は何年も住んでいた家から,その町の鉄道の駅や作業所への行き方がわからなかった」
・「新たな道筋を記憶することは単純な道でさえもできなかった。何度その道を通っても間違った方角へ行ってしまった」

この患者には現在も過去もエピソード記憶の障害は認められない。これは旧知と新規の場所での道順障害を示すものではないだろうか。

Holmes らは,この患者の頭部にある銃創の位置から,弾は右角回後方から脳内に入り,左角回上部から出たと推定している。筆者は,これをHolmes らが 1918 年に発表した論文中の症例 2 の病巣と対比させて考えてみた。症例 2 は論文中に病巣の模式図が示されており,その説明として「弾丸は右後頭葉から脳内に入り,鳥距溝と頭頂後頭溝の間を抜け,再び左頭頂後頭溝から脳内に入り角回の前部から出た」と記載されている。とすると,この患者(症例 7)の大脳内側面の病巣は,頭頂葉内側部の楔前部にあることが推定される(図 5-10)。

こうしてみると，道順の記憶の形成や取り出し，あるいは記憶貯蔵そのものに関与する脳部位として後帯状皮質後部（24野，31野後部）と頭頂葉内側部（楔前部）が注目される。筆者はとくに楔前部が重要ではないかと考えている。ただし，現在のところ「除外診断」的な意味合いも強い。街並に関する右側頭葉前下部にしても，道順に関する右後帯状皮質および楔前部はいずれも，現在ほとんど未知の領域である。今後は限局病変例の蓄積や神経機能画像研究の進歩に加えて，これらの部位に焦点を当てた生理学的研究が重要と思われる。

❖ サイドメモ ❖

route-selective navigation neuron

ちょうど第5章を執筆中に，酒田英夫先生（神経心理学コレクション『頭頂葉』の著者）から Sato, Sakata ら（2006）による最新の論文をいただいた。本文中に「楔前部の機能の解明には生理学的研究が重要」と記載したが，まさにこの部位と地理的機能との関連についての生理学的研究である。

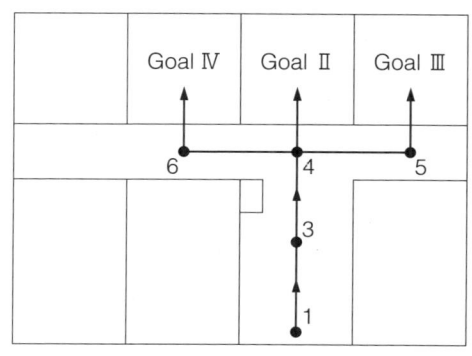

図 仮想環境のなかのナビゲーション課題
（Sato, Sakata ら，2006 より改変して引用）
ルート2：1→3→4→Goal II
ルート3：1→3→4→5→Goal III
ルート4：1→3→4→6→Goal III

彼らはサルに仮想環境で道順を記憶させた。仮想環境は2階建てのビルになっており，出発点を2箇所とし，ゴールとなる5つの部屋がある。その間にいくつかのチェックポイントがあり，そこでは前方，左右に自由に移動できるようになっている。

サルにルートを学習させ，移動中の頭頂葉内側部のニューロン活動を記録すると，特定の地点で特定の方角選択に反応するニューロンや，特定のルートに選択的に反応するニューロンが見つかった。例えば，図の4の位置で左に方角を選択したときに強く活動するニューロンがある。このニューロンは他の位置での左折では反応しない。さらに図の3の位置ではルート2，3，4のいずれをとる場合でも，前方に行くことを選択するが，2のルートを通るときのみに反応するニューロンがあった。このニューロンは，特定の位置で自分の決めた目的地の方角に向かうときのみに選択的に働いていることになる。

彼らは，頭頂葉内側部は目的地に行くためのアロセントリックな位置に関する情報とエゴセントリックな方角に関する情報を統合する部位ではないかと考察している。

この結果は，楔前部が「道順」の形成，記憶貯蔵に重要であるとする臨床例からの仮説を支持するものであり大変興味深い。

■文献
・Sato N, Sakata H, Tanaka YL, et al : Navigation-associated medial parietal neurons in monkeys. PNAS 103 : 17001-17006, 2006.

3.「街を歩く」脳内機構

街並失認，および道順障害発現のメカニズムについては確立された見解はない。ここでは第2章，第3章で述べた症候と病巣，前項での記憶貯蔵の問題をふまえて現段階での筆者の考えを述べる。もちろんこれはあくま

で推論である．将来，臨床的あるいは基礎的な新たな知見が見出されることによって，適宜修正されるべきものである．

A. 街並失認はなぜ起こるのか

旧知の場所と新規の場所の2つに分けて考えてみる．前章までの検討から，この2つのメカニズムが多少異なることが予想されるからである．

1) 旧知の場所

私たちは通常，旧知の場所では街並（建物・風景）を見てすぐに何の建物か，どこの風景か同定できる．これには以下の3つの要素がすべてそろわなければならない（図 5-11）．

① 街並を構成する建物・風景の形態的な認知が正常である．
② その建物・風景の視覚的記憶像が保持されている．
③ 目の前に見えている視覚像を保持されている記憶像と結合し，それらが同一の建物・風景であることを正しく判断する．

その建物・風景がよく見えていなければ何だかわからないのは当然である．記憶像が消失してもやはり同定できない．③を想定したのは，街並に関する視覚情報を記憶貯蔵部位に伝達するシステム，あるいは，さらに情報が到達したときに記憶像と照合するシステムの存在が予想されるからである．

この点をふまえたうえで，旧知の場所での街並失認のメカニズムについて考えてみる．ここでは熟知した街並の視覚像は右側頭葉前下部に貯蔵されていると仮定する（本章 2.）．

まず，街並（建物・風景）の形態認知（①）はほぼ正常に保たれていると考えられる（第2章 3., 45頁）．次に，街並失認の症例では，通常，側頭葉前下部の障害はみられず，旧知の街並の記憶像（②）は保持されていることが予想される．実際，第2章 3. で述べたように，街並失認の報告例では，旧知の街並の外観の想起が可能な例がある．また，想起が不可能な症例でも後に街並失認が消失し，想起可能となる例がある．これは街並の記憶像

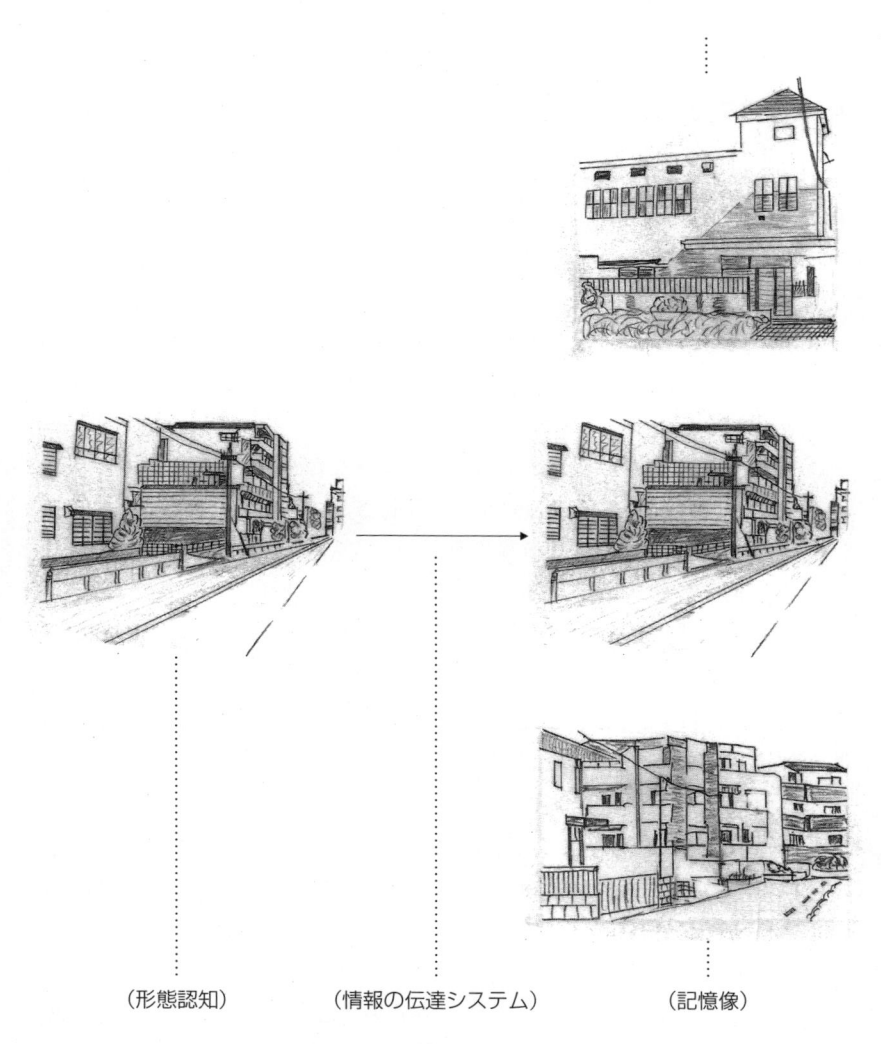

(形態認知)　　　(情報の伝達システム)　　　(記憶像)

図 5-11　旧知の場所での街並の同定

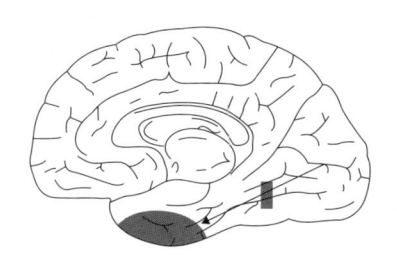

図 5-12 旧知の場所での街並失認発現の中心的なメカニズム（■：病巣）

自体は保持されていたことを示すものと思われる。

臨床例において，旧知の場所での街並失認の病巣は紡錘状回，舌状回の前半部と考えられる（第2章3.，52頁）。記憶貯蔵部位である側頭葉前下部に送られる視覚情報の最終処理がこの部位で行われているのかもしれない。

これらのことを総合すると，旧知の場所での街並失認発現の中心的なメカニズムは，認知された街並の視覚情報が側頭葉前下部に保持されているその記憶像にうまく伝達されないことによるのではなかろうか。すなわち上述の③のシステムの障害である（**図 5-12**）。しかし，これはあくまで中心的なメカニズムである。なかには①の障害が加わっている例もあるかもしれない。すべての街並失認症例で，街並の形態が健常者とまったく同じように見えているかどうかは確定できないからである。また，②の障害例の存在も否定できない。旧知の街並の外観の想起が不可能で，かつ長期に持続する街並失認例では，記憶像の保持の有無を証明することができないからである。

2）新規の場所

新規の場所では，街並（建物・風景）を見てももちろん初めは同定できない。しかし，同じ場所を何度も行き来することによって，次第に同定できるようになる。これには以下の2つの要素が必要である（**図 5-13**）。

(形態認知)　　　　　(記銘)　　　　　(記憶像)

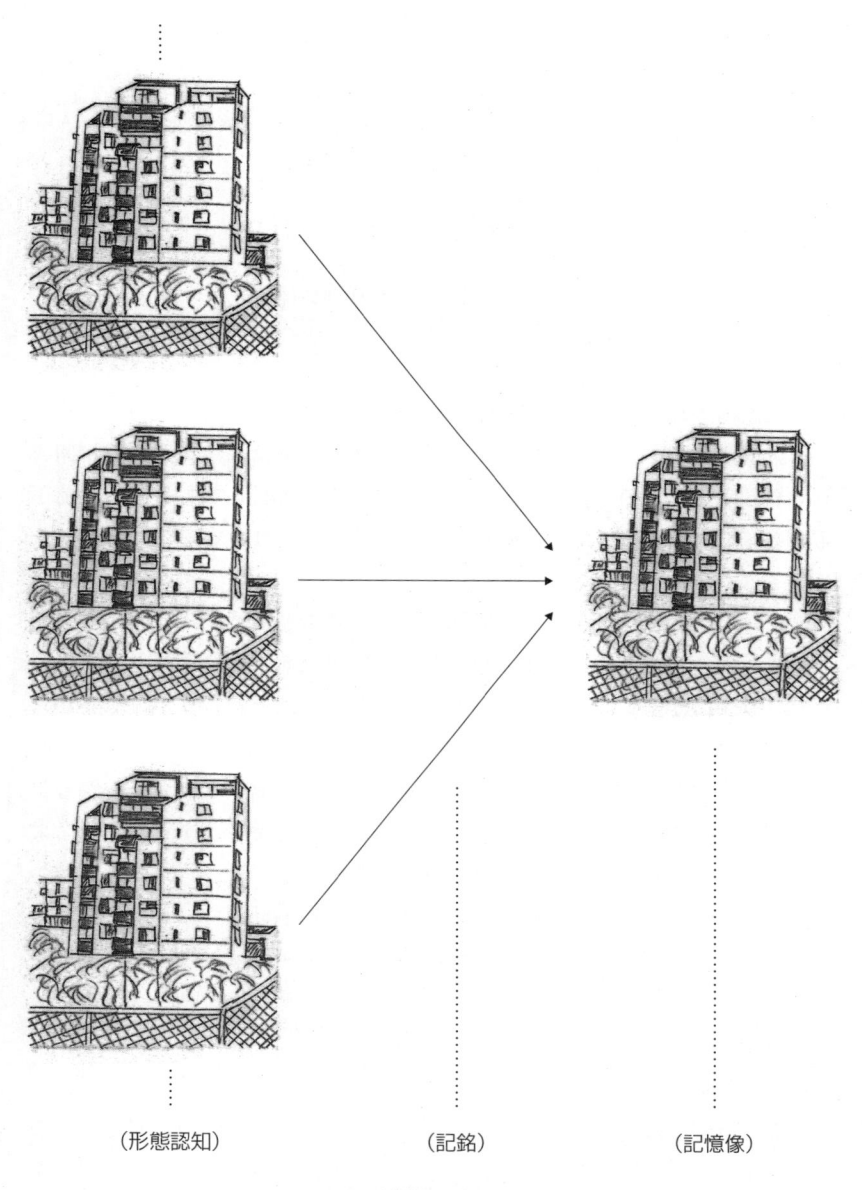

図 5-13　新規の街並の記銘

3.「街を歩く」脳内機構　149

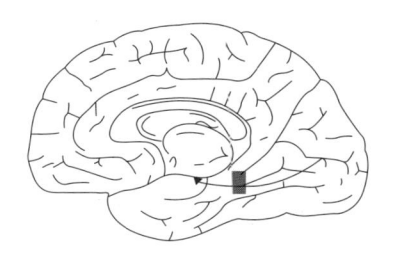

図 5-14　新規の場所での街並失認発現のメカニズム（■：病巣）

① 街並を構成する建物・風景の形態的な認知が正常である。
② 認知した建物・街並の視覚像を記銘するシステムが正常に働く。

　②が何度も繰り返し働くことによって記憶像として定着し，その後，旧知の場所同様の手順で同定できるようになる。新規の視覚像が次第に「熟知視覚像」となっていくのである。

　神経機能画像研究では建物の認知・識別には海馬傍回が関与していることが示された（第4章2．，111頁）。臨床例における検討は，新規の街並の記銘には海馬傍回後部の役割が重要であることを示している（第2章3．，54頁）。海馬傍回後部は海馬傍回前部と密接な線維連絡をもち，さらに前部は海馬との結合が強い（本章1．）。

　前述のように街並の視覚像は紡錘状回および舌状回の前半部で最終処理を受けると考えられる。海馬傍回後部はさらにそれを記銘するために必要な処理を行っている部位ではないであろうか。ここで記銘のための最終処理を受けた視覚情報が海馬傍回前部から海馬に送られる。これを繰り返すことによって記銘される，すなわち記憶像として定着していくのではなかろうか。

　したがって，海馬傍回後部が障害されると，新しく見た街並（建物・風景）の視覚像を記銘することが困難となり，「新規の場所での街並失認」が生じるのではないかと思われる（図 5-14）。

B. 道順障害はなぜ起こるのか

ここでも，旧知の場所と新規の場所に分けて考える。

1）旧知の場所

私たちは自宅前に立って，見えない所にある鉄道の駅，学校，公園，スーパーなどの方角を直ちに想起できる。移動中も，今自分のいる位置をすぐに定位できる。これには以下の要素が必要と考えられる（図 5-15）。

① 周囲の建物・風景を見て，それが何であるか同定する。
② 旧知の場所での建物・風景の空間的位置に関する記憶が保持されている。
③ 旧知の場所で，ある地点から目的地への方角の記憶が保持されている。
④ 目の前の建物・風景を②の記憶に当てはめ，自己の空間的位置を定位する。またはそこから見えない範囲にある2地点間の位置関係を判断する。
⑤ 目の前の建物・風景を③の記憶に当てはめ，目的地への方角を定位する。

②と④，③と⑤はセットとなっている。別の言い方をすれば，前者はアロセントリックな認知，後者はエゴセントリックな認知となる。この2つのセットはそれぞれ独立した機能である可能性がある。例えば，以前何度か行ったことのある場所に立ったとき，現在いる位置や目的地の空間的位置の記憶はあやふやでも「何となくこの方角に目的地がある」と感じることは時に経験される。ただし，もちろん両者は密接に関連しており，いわば表裏一体の機能である。

道順障害ではこの両者（④，⑤）の障害が症状として現れるものと思われる（第3章3．，84頁）。病巣は脳梁膨大後域から頭頂葉内側部（楔前部）にかけての領域である。②，③の記憶が頭頂葉内側部の楔前部から24野，31野後部にかけての領域内に貯蔵されているとすると（本章2．），記憶そ

●：現在地

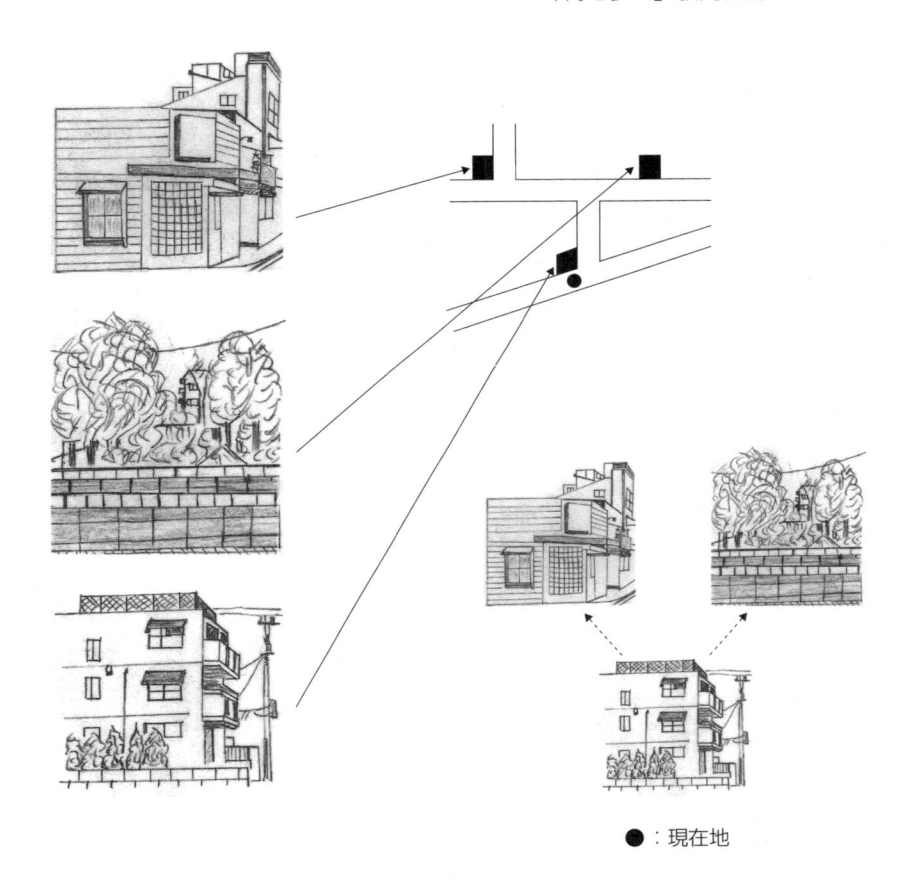

図 5-15 旧知の場所での空間的定位

のものの障害による可能性がある．この部位は頭頂葉外側部からの「見える範囲」の視空間情報を統合し，その結果得られた「見えない範囲」の空間情報の貯蔵庫として働いているのであろうか．

　道順障害は主に右半球病変で生ずるが，街並失認に比べると左半球病変例の割合が多い（第3章3．，91頁）．これは「道順」に関与する神経機構は右半球優位ではあるが，「街並」に比べ側性化の程度が小さいことを示している．道順の記憶自体についても同様のことが予想される．道順障害

❖ サイドメモ ❖

アルツハイマー病患者はなぜ道に迷うのか

　一般的に，アルツハイマー病は記銘力障害で始まり，その後，徐々に他の認知機能障害や精神・行動異常が加わる。認知機能障害にはさまざまなものがあるが，「家の近くで道に迷うことがある」という地理的機能の障害もよくみられる。アルツハイマー病患者が道に迷うのはどのような病態によるのだろうか。

　Burgessら（2006）の報告した症例はロンドンに住む65歳の右利き女性である。地理的記憶の障害と喚語困難が徐々に進行したため病院を受診した。自宅付近でも道がわからず，タクシーに乗ることがある。10年以上前からしばしば訪れていたレストランへの道順を述べることもできない。患者は病歴と神経心理学的所見から，初期のアルツハイマー病と診断された。MRIでは明らかな異常はみられなかった。

　神経心理学的には知能，注意機能に異常はなく，言語性記銘力も正常である。ただし，未知の顔の認知や有名人の顔の同定に障害がみられた。地理的機能に関する検討では，未知の建物・風景の認知には異常はない。ロンドン市内の名所の同定も可能である。

　コンピュータ画面に仮想環境を作り，15分間自由に移動して何がどこにあるか学習した後に，ある地点から指定された目的地までの最短距離を見つけるよう指示した。10回の施行で患者は4回失敗した（健常対照者は10回とも成功）。成功した場合も，道を間違える回数が多く，時間がかかった。この結果は，新規の場所での道順の学習障害があることを示している。

　さらに，コンピュータ上に仮想の街角を表示し，その中にある対象物の位置の記憶能力を調べた。すると，刺激呈示時と再認時で患者の見ている位置を同一にしたときの成績は対照群と同じだが，見る位置を変えて再認させると対照群より成績が低下した。この結果はアロセントリックな空間的記憶の障害を示唆しており，Burgessらはこの障害がアルツハイマー病患者の地理的障害の基盤にあると想定している。ただし，これは新規の場所であり，しかも「見える

範囲」内での検討である。自宅付近で道に迷うアルツハイマー病患者の病態にそのまま当てはめることはできない。しかし，少なくとも初期には「道順障害」的な要素が大きいようだ。

■文献
・Burgess N, Trinkler I, King J, et al : Impaired allocentric spatial memory underlying topographical disorientation. Reviews in Neurosciences 17 : 239-251, 2006.

例の多くは症状が短期間で改善，消失するのはこのためかもしれない。両側病変例では症状は持続性である。

2）新規の場所

私たちはまったく未知の場所に引っ越した場合も，自宅付近を何度も歩くことによって，次第に2地点間の方角がわかるようになる。新規の場所で，ある地点から他の地点（目的地）へ迷わず移動できるようになるには，以下の手順が必要と考えられる。

① 個々の建物・風景の外観を記銘し，見て同定できるようにする。
② 個々の建物・風景の空間的な位置や2地点間の方角を定位する。
③ ②で定位した視空間情報を記銘する。

道順障害では通常①は可能である。新規の場所を何度も通ることにより，②，③すなわち建物・風景の空間的位置やある地点から別の地点への方角が記憶として定着すれば，旧知の場所での④，⑤と同様の手順で道順が定位できるようになる。

帯状回峡部（29野，30野）は海馬，海馬傍回との結合が強い（本章1.）。この部位は新たに得られた視空間情報（空間的位置関係，方角）を記銘するための最終的な処理を行っている可能性がある。その後，この情報が海馬傍回，海馬に送られて記銘されていくのであろう。

新規の場所のみで道順障害を呈した症例の病巣はまさにこの部位（帯状回峡部）にある（第3章3.，90頁）。同部の病変により，建物・風景の空間

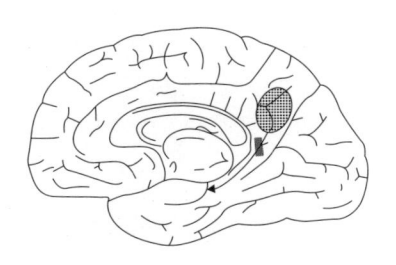

図 5-16 新規の場所での道順障害発現のメカニズム（■：病巣）

的な位置や 2 地点間の方角の記銘が困難となり，新規の場所での道順障害が発現するものと考えられる（図 5-16）。

C．まとめ：街を歩く脳内機構

　A は今朝も職場に出かける。自宅の玄関に立つと目の前に見慣れたスーパーの建物がある。この建物の形態情報は最終的に A の右脳内の紡錘状回前部とそれに隣接する舌状回で処理される。その後，この情報は右側頭葉前下部に送られ，そこにある記憶像と結合する。その結果，目の前の建物が「見慣れたスーパー」と判断される。その際，視覚情報と記憶との照合を右側頭極が行っているのかもしれない。

　玄関を出て，A は右に曲がる。電車の駅は自宅から 500 m ほど離れており，当然玄関からは見えない。しかし，最初に右に出て，次の酒屋のある角を斜め左に入り，さらに 300 m ほど行った後で，郵便局のある角をさらに左折すると駅があるのはわかっている。玄関から見て，駅は右約 45°の方角にあることもわかる。酒屋とやはり自宅近くにある寿司屋ではどちらが駅に近いかもすぐに判断できる。これは，今見えている街並の視覚像をもとに，建物・風景の空間的位置や目的地への方角に関する記憶が想起されるためだ。この記憶像は右頭頂葉内側部にある。

　歩くにつれて目の前の風景は刻々と変化し，酒屋，郵便局，公園，銀行などが見えてくる。そのつど A は目の前の街並を同定し，自分が現在い

3.「街を歩く」脳内機構

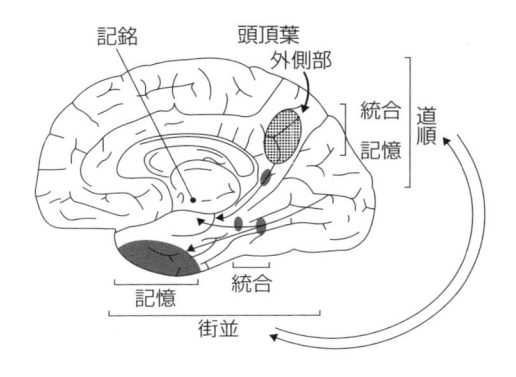

図5-17　「街を歩く」ための脳内機構

る空間的位置をとらえ，目的地への方角を想起しながら進む。もちろん，通常これらは無意識のうちに行われる。

　ある日から半年間，Aは別の職場に出向することになった。そこはAにとって初めて行く場所である。第1日目，Aはあらかじめもらってある地図を持って出かけた。最寄りの電車の駅を降りて駅の改札を出て，あたりを見渡した。目の前のロータリーに沿ってデパート，コンビニ，銀行，食堂などがあるが，もちろんAには初めて見る街並である。

　駅前で地図を見る。新しい職場は駅から400 mほど離れた場所にある。地図を頼りにまず目の前の銀行の角を左に入る。まっすぐ行って蕎麦屋のある交差点を左折し，さらに50 mほど行ったコンビニの角を右折すると，前方の道路の右側に目的の建物が見えた。夕方，職場を出で駅に向かうときも同様に地図を見ながら移動した。

　翌日の朝も途中で道が不確かになり地図を見たが，3日目からは地図なしで往復できるようになった。Aの脳内では，新しい街並の形態情報が右海馬傍回後部を経て海馬に送られ，記銘の回路に入る。この過程が繰り返されることによって記憶像として右側頭葉前下部に貯蔵されていく。

　職場への道筋にある建物の位置に関する視空間情報も右前頭葉内側部で形成され，これが帯状回峡部で処理され，海馬傍回・海馬へと送られる。

これを繰り返すことにより頭頂葉内側部に記憶像として定着していく。Aは今まで駅からいつも同じルートを通って職場に通勤していた。だが，別のルートでもたどり着ける自信がある。駅から見て職場は左斜め約30°の方角にあることがわかっているし，途中で自分のいる位置が定位できるからである。

　このように，街並についての視覚性機能（建物・風景の同定）と視空間機能（建物の空間的位置関係，自己の空間的位置，目的地への方角の定位）が同時に正しく働くことによって，私たちは迷うことなく「街を歩く」ことができるものと考えられる（図 5-17）。

文献

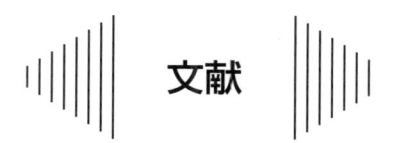

●第1章

1) Ungerleider LG, Mishkin M : Analysis of visual behavior. pp.549-586, MIT Press, Cambridge, MA, 1982.
2) Holmes G : Disturbances of visual orientation. Br J Ophthalmol 449-468, 506-516, 1918.
3) Holmes G, Horrax G : Disturbances of spatial orientation and visual attention, with loss of stereoscopic vision. Arch Neurol Psychiatry : 385-407, 1919.
4) Haxby JV, Grady CL, et al : Dissociation of object and spatial visual processing pathways in human extrastriate cortex. Proce Natl Acad Sci 88 : 1621-1625, 1991.
5) Moscovitch M, Kapur S, Kohler S, et al : Distinct neural correlates of visual long-term memory for spatial location and object identity : a positron emission tomography study in humans. Proc Natl Acad Sci 92 : 3721-3725, 1995.
6) Tolman, EC : Cognitive maps in rats and men. Psychological Review 55 : 189-208, 1948.
7) Baker RR : Human navigation and the sixth sense. Hodder and Stoughton Ltd, 1981（高橋景一，他訳：人間の方向感覚—磁気を感じる脳．紀伊国屋書店，1981）．
8) 新垣紀子，野島久雄：方向オンチの科学．講談社，2001.
9) Allan Pease and Barbara Pease : Why men don't listen and women can't read maps. Orion-PTI, Great Britain, 1999（藤井留美訳：話を聞かない男，地図が読めない女，主婦の友社，2002）．
10) 大橋博司：臨床脳病理学．医学書院，1965.
11) 山鳥　重：神経心理学入門，医学書院，1985.
12) 志田堅四郎：視空間失認．精神科MOOK 29：神経心理学．pp.170-187, 金原出版，1993.
13) Aguirre GK, D'Esposito M : Topographical disorientation : a synthesis and taxonomy. Brain 122 : 1613-1628, 1999.

●第2章

1) Paterson A, Zangwill OL : A case of topographical disorientation associated with a unilateral cerebral lesion. Brain 68 : 188-212, 1945.
2) Pallis CA : Impaired identification of faces and places with agnosia for colours. Report of a case due to cerebral embolism. J Neurol Neurosurg Psychiatry 18 : 218-224, 1995.
3) 横山茂生, 白髭郁子, 三井 尚, 他：頭部外傷後相貌失認を呈した1例. 臨床神経6 : 71-75, 1996.
4) 中江育生, 浜中淑彦, 池村義明, 他：椎骨動脈写後に相貌失認などの視覚失認をきたした右後大脳動脈閉塞症の1例. 臨床神経 11 : 415-421, 1971.
5) 浜中淑彦, 池村義明, 守田嘉男, 他：相貌失認その他の巣症状を伴った "cerebral arterial rete" 例— "cerebral arterial rete" における神経心理学的症状について. 脳神経 23 : 395-402, 1971.
6) 久保浩一, 佃 一郎, 安藤和弘, 他：相貌失認と劣位半球症状群を呈した脳血管障害の1症例. 脳神経 30 : 203-208, 1978.
7) Okada, S, Higashitani N : On prosopagnosia. Acta Medica Kinki Univ 4 : 459-464, 1979.
8) 藤野 貞, 井上浩彦, 市田忠栄子, 他：相貌失認を伴った左側同名半盲の3例, とくにその視野について. 眼紀 33 : 123-126, 1982.
9) Landis T, Cumming JL, Christen L, et al : Are unilateral right posterior cerebral lesions sufficient to cause prosopagnosia? clinical and radiological findings in six additional patients. Cortex 22 : 243-252, 1986.
10) Habib M : Visual hypoemotionality and prosopagnosia associated with right temporal lobe isolation. Neuropsychologia 24 : 577-582, 1986.
11) De Renzi E : Prosopagnosia in two patients with CT scan evidence of damage confined to the right hemisphere. Neuropsychologia 24 : 385-389, 1986.
12) 玉井 顕, 鳥居方策, 榎戸秀昭, 他：熟知相貌に対する失認と正常な未知相貌弁別能力を示した右後大脳動脈外側枝閉塞の一例. 失語症研究7 : 160-166, 1987.
13) 桧野正俊, 飛田宗重, 中村裕子, 他：相貌失認, 環境失認を呈した多発性硬化症の1例. 神経内科 30 : 189-194, 1989.
14) 舟川 格, 向井公浩, 寺尾 章, 他：相貌失認, 地誌的見当識障害, 周期性一側てんかん型放電を呈した mitochondrial myopathy, encephalopathy, lactic acidosis, and stroke-like episodes (MELAS) の1例. 臨床神経 34 : 1052-1054, 1994.
15) Nardelli F, Buonanno G, Coccia G, et al : Prosopagnosia. Report of four cases. Eur Neurol 21 : 289-297, 1982.

16) 高橋伸佳, 河村　満, 平山惠造, 他：非言語性相貌・地理視覚像の失認—相貌失認と地理的障害における「熟知」の問題. 脳神経 41：703-710, 1989.
17) Whitty CWM, Neucombe F：R. C. Oldfield's study of visual and topographic disturbances in a right occipito-parietal lesion of 30 years duration. Neuropsychologia 11：471-475, 1973.
18) Whitely AM, Warrington EK：Selective impairment of topographical memory：a single case study. J Neurol Neurosurg Psychiatry 41：575-578, 1978.
19) Hecaen H, Tzortzis C, Rondot P：Loss of topographic memory with learning deficits. Cortex 16：525-542, 1980.
20) 井村恒朗, 野上芳美, 千秋哲郎, 他：視覚性失認の象徴型. 精神医学 2：797-806, 1960.
21) Bornstein B, Kidron DP：Prosopagnosia. J Neurol Neurosurg Psychiatry：22：124-131, 1959
22) 青木和子, 廣木昌彦, 坂東充秋, 他：視覚性記銘力障害をともなわない街並失認—右側頭後頭葉梗塞の1例. 臨床神経 43：335-340, 2003.
23) Milner B, Laterre XS, Feyereisen P：A case of prosopagnosia with some preserved covert remembrance of familiar faces. Brain and Cognition 2：257-284, 1983.
24) Epstein R, DeYoe EA, Press DZ, et al：Neuropsychological evidence for a topographical leaning mechanism in parahippocampal cortex. Cog Neuropsychology 18：481-508, 2001.
25) Habib M, Sirigu A：Pure topographical disorientation：a definition and anatomical basis. Cortex 23：73-85, 1987.
26) Lin CC, Pai MC：Transient topographical disorientation as a manifestation of cerebral ischemic attack. J Formos Med Assoc 99：653-655, 2000.
27) 高橋伸佳, 河村　満：左側頭・後頭葉病変によるてんかん性複雑幻視. 臨床神経 36：665-669, 1996.

◯第3章

1) Meyer O：Ein-und doppelseitige homonyme Hemianopsie mit Orientirungsstorungen. Mschr Psychiat Neurol 8：440-456, 1900.
2) Kase CS, Troncoso JF, Court JE, et al：Global spatial disorientation. clinico-patologic correlations. J Neurol Sci 34：267-278, 1977.
3) Holmes G, Horrax G：Disturbance of spatial orientation and visual attention, with loss of stereoscopic vision. Arch Neurol Psychiatry 1：385-407, 1919.
4) Takahashi N, Kawamura M, Shiota J, et al：Pure topographic disorienta-

tion due to right retrosplenial lesion. Neurology 49 : 464-469, 1997.
5) Luzzi S, Pucci E, Bella PD, et al : Topographical disorientaition consequent to amnesia of spatial location in a patient with right parahippocampal damage. Cortex 36 : 427-434, 2000.
6) 小野智一, 坂東充秋, 武田浩一, 他：地誌学的障害を呈した左頭頂-後頭葉内側部脳梗塞の1例. 臨床神経 32：426-429, 1992.
7) Clarke S, Assal G, Tribolet N : Left hemisphere strategies in visual recognition, topographical orientation and time planning. Neuropsychologia 31 : 99-113, 1993.
8) 中山貴裕, 佐藤勝重, 小寺 実, 他：地誌学的失見当の1例—視覚的記憶障害の関与について. 臨床神経 34：336-340, 1994.
9) 福原正代, 田川皓一, 飯野耕三：地誌的障害を呈した右辺縁葉後端部皮質下出血 (retrosplenial subcortical hematoma) の1例. 失語症研究 17：278-284, 1997.
10) Bottini G, Cappa S, Geminiani G, et al : Topographic disorientation-a case report. Neuropsychologia 28 : 309-312, 1990.
11) Maeshima S, Ozaki F, Masuo O, et al : Memory impairment and spatial disorientation following a left retrosplenial lesion. J Clin Neuroscience 8 : 450-451, 2001.
12) 黒木洋美, 川平和美, 緒方敦子, 他：左脳梁膨大後部障害による道順障害の視空間情報記憶に関する検討. 神経心理学 20：177-184, 2004.
13) Suzuki K, Yamadori A, Hayakawa Y, et al : Pure topographical disorientation related to dysfunction of the wiewpoint depedent visual system. Cortex 34 : 589-599, 1998.
14) 狐野一葉：脳梁膨大から脳梁膨大後皮質にかける梗塞により道順障害をきたした1例. 神経内科 63：537-541, 2005.
15) 下村辰雄, 白田明子, 山根清美：道順障害を呈した皮質下出血の2例. 脳卒中 17：75-79, 1995.
16) 佐久間博明, 大場 泉, 市川信通, 他：地理的失見当を呈した左頭頂葉-後頭葉梗塞の1例. 仙台赤十字医誌 14：39-43, 2005.
17) Levin DN, Warach J, Farah M : Two visual systems in mental imagery : dssociation of "what" and "where" in imagery disorders due to bilateral posterior cerebral lesions. Neurology 35 : 1010-1018, 1985.
18) 佐藤勝明, 坂尻顕一, 駒井清暢, 他：道順障害を伴った左後大動脈領域梗塞による健忘症候群の1例—retrosplenial amnesia との関連について. 脳神経 50：69-73, 1998.
19) Katayama K, Takahashi N, Ogawara K : Pure topographical disorientation due to right posterior cingulated lesion. Cortex 35 : 279-282, 1999.
20) 佐藤文保, 笹ヶ迫直一, 入江克美, 他：新規の場所に強い地誌学的障害を

呈した1例．神経内科 61：270-276, 2004.
21) 高橋伸佳：膨大後皮質病変の症候：左右病変の比較．神経進歩 48：649-656, 2004.
22) Alsaadi T, Binder JR, Lazar RM, et al：Pure topographic disorientation：a distinctive syndrome with varied lacation. Neurology 54：1864-1866, 2000.
23) Cammalleri R, Gangitono M, D'Amelio M, et al：Transient topographical amnesia and cingulate cortex damage：a case report. Neuropsychologia 34：321-326, 1996.
24) 鈴木匡子，山鳥　重，高瀬貞夫，他：右一側の後頭葉動静脈奇形全摘出後に相貌失認，地誌的見当識障害，非言語性記憶障害を呈した1例．臨床神経 36：1114-1117, 1996.
25) Hirayama K, Taguchi Y, Sato M, et al：Limbic encephalitis presenting with topographical disorientation and amnesia. J Neurol Neurosurg Psychiatry 74：110-112, 2003.
26) Pai MC：Topographic disorientation：two cases. J Formos Med Assoc 96：660-663, 1997.

○第4章

1) Maguire EA, Frackowiak RSJ, Frith CD：Leaning to find your way：a role of the human hippocampal formation. Proc R Soc London 263：1745-1750, 1996.
2) Aguire GK, Detre JA, Alsop DC, et al：The Parahippocampus subserves topographical leaning in man. Cereb Cortex 6：823-829, 1996.
3) Committeri G, Galati G, Paradis AL, et al：Reference frame for spatial cognition：different brain areas are involved in viewer-, object-, and landmark- centered judgments about object location. J cognitive Neuroscience 16：1517-1535, 2004.
4) Epstein R, Kanwisher N：A cortical representation of the local visual environment. Nature 392：598-601, 1998.
5) Epstein R, Harris A, Stanley D, et al：The parahippocampal place area：recognition, navigation, or encoding? Neuron 23：115-125, 1999.
6) Aguirre GK, D'Esposito M：Environmental knowledge is subserved by separable dorsal/ventral neural areas. J Neurosci 17：2512-2518, 1997.
7) Nakamura K, Kawashima R, Sato N, et al：Functional delineation of the human occipito-temporal areas related to face and scene processing. A PET study. Brain 123：1903-1912, 2000.
8) Ghaem O, Mellet E, Crivello F, et al：Mental navigation along memorized routes activates the hippocampus precuneus, and insula. Neurore-

port 8 : 739-744, 1997.
9) Maguire EA, Frackowiak RSJ, Frith CD : Recalling Routes around London : activation of the right hippocampus in taxi drivers. J Neurosci 17 : 7103-7110, 1997.
10) Rosenbaum RS, Ziegler M, Winocur G, et al : "I have often walked down this street before" : fMRI studies on the hippocampus and other structures during mental navigation of an old environment. Hippocampus 14 : 826-835, 2004.

○第5章

1) Van Hoesen GW : The parahippocampal gyrus. New observation regarding its cortical connections in the mokey. TINS 5 : 345-350, 1982.
2) 宮下保司：視覚性記憶のニューロン機構——一側頭葉新皮質と海馬．神経進歩 32：553-565，1988.
3) Stern CE, Sherman SJ, Kirchhoff BA, et al : Medial temporal and prefrontal contributions to working memory tasks with novel and familiar stimuli. Hippocampus 11 : 337-346, 2001.
4) Brewer JB, Zhao Z, Desmond JE, et al : Making memories : brain activity that predicts how well visual experience will be remembered. Science 281 : 1185-1187, 1998.
5) Kobayashi Y, Amaral DG : Macaque monkey retrosplenial Cortex : II. Cortical afferents. J Comp Neurol 466 : 48-79, 2003.
6) Piefke M, Weiss PH, Zilles K, et al : Differential remoteness and emotional tone modulate the neural correlates of autobiographical memory. Brain 126 : 650-668, 2008.
7) Leichnetz GR : Connections of the medial posterior parietal cortex (Area 7m) in the monkey. Anat Rec 263 : 215-236, 2001.
8) Cavanna AE, Trimble MR : The precuneus : a review of its functional anatomy and behavioral correlates. Brain 129 : 564-583, 2006.
9) Fletcher PC, Frith CD, Baker SC, et al : The mind's eye-precuneus activation in memory-related imagery. Neuroimage 2 : 195-200, 1995.
10) Krause BJ, Schmidt D, Mottaghy FM, et al : Episodic retrieval activates the precuneus irrespective of the imagery content of word pair associates. a PET study. Brain 122 : 255-263, 1999.
11) 数井裕光，田辺敬貴，池田　学，他：特異な人物の同定障害を呈した限局性脳萎縮の1例．脳神経 47：77-85，1995.
12) Gentileschi V, Sperber H, Spinnler H : Crossmodal agnosia for familiar people as a consequence of right infero-polar temporal atrophy. Cognitive Neuropsychology 18 : 439-463, 2001.

13) Tytrrell PJ, Warrington EK, Frackowiak RSJ, et al : Progressive degeneration of the right temporal lobe studied with positron emission tomography. J Neurol Neurosurg Psychiatry 53 : 1046-1050, 1990.
14) 松井明子, 加藤　正, 濱中淑彦, 他：人物記憶障害によって発症した右側頭葉の原発性脳萎縮症の一症例. 神経心理学 8 : 121-128, 1992.
15) Hodges JR, Patterson K, Oxbury S, et al : Semantic dementia. Progressive fluent aphasia with temporal lobe atrophy. Brain 115 : 1783-1806, 1992.
16) Barbarotto R, Capitani E, Spinnler H, et al : Slowly progressive semantic Impairment with category specificity. Neurocase 1 : 107-119, 1995.
17) Evans JI, Heggs AJ, Antoun N, et al : Progressive prosopagnosia associated with selective right temporal lobe atrophy. A new syndrome? Brain 118 : 1-13, 1995.
18) Gainotti G, Barbier A, Marra C : Slowly progressive defect in recognition of familiar people in a patient with right anterior temporal atrophy. Brain 126 : 792-803, 2003.
19) Ellis AW, Young AW, Critchley EMR : Loss of memory for people following temporal lobe damage. Brain 112 : 1469-1483, 1989.
20) MaCarthy RA, Evans JJ, Hodges JR : Topographic amnesia : spatial memory disorder, perceptual dysfunction, or category specific semantic memory impairment? J Neurol Neurosurg Psychiatry 60 : 318-325, 1996.
21) Teng E, Squire R : Memory for places learned long ago is intact after hippocampal damage. Nature 400 : 675-677, 1999.
22) 志田堅四郎：Balint 症候群. 神経内科 5 : 149-157, 1976.
23) Hausser CO, Robert F, Giard N : Balint's syndrome. Can J Neurol Sci 7 : 157-161, 1980.
24) Hecaen H, de Ajuriaguerra J : Balint's syndrome (psychic paralysis of visual fixation) and its minor forms. Brain 77 : 373-400, 1954.
25) Benson DF, Davis RJ, Snyder BD : Posterior cortical atrophy. Arch Neurol 45 : 789-793, 1988.
26) 西村　徹, 安田　秀, 加瀬昭彦, 他：Posterior cortical atryphy (Benson) の概念に合致し, 臨床的にアルツハイマー病と診断された1例. 精神医学 36 : 207-209, 1994.
27) Rogelet P, Delafosse A, Destee A : Posterior cortical atrophy : unusual feature of Alzheimer's disease. Neurocase 2 : 494-501, 1996.
28) Victoroff J, Ross GW, Benson DF, et al : Posterior cotical atrophy. neuropathologic correlations Arch Neurol 51 : 269-274, 1994.
29) Ardila A, Rosselli M, Arvizu L, et al : Alexia and agraphia in posterior cotical atrophy. NNBN 10 : 52-59, 1997.

30) 牧 徳彦, 池田 学, 鉾石和彦, 他：Progressive posterior cerebral dysfunction の一例. 神経心理学 14：49-54, 1998.
31) 岡田真一, 山内直人, 児玉和宏, 他：左側に強い萎縮を呈した Posterior cortical atrophy の1症例. 臨床精神医学 28：99-109, 1999.
32) Mackenzie Rosss SJ, Graham N, Stuart-Green L, et al：Progressive biparietal atrophy：an atypical presentation of Alzheimer's disease. J Neurol Neurosurg Psychiatry 61：388-395, 1996.

世界を照らす見取図

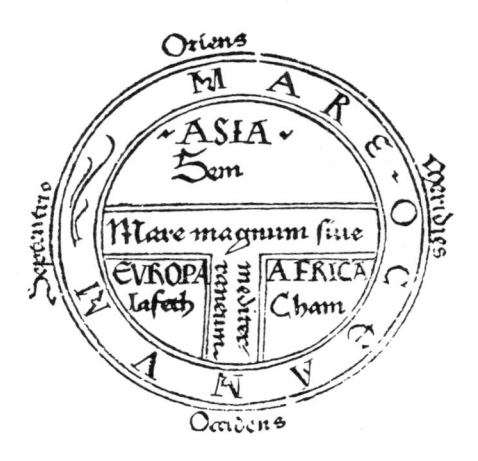

166

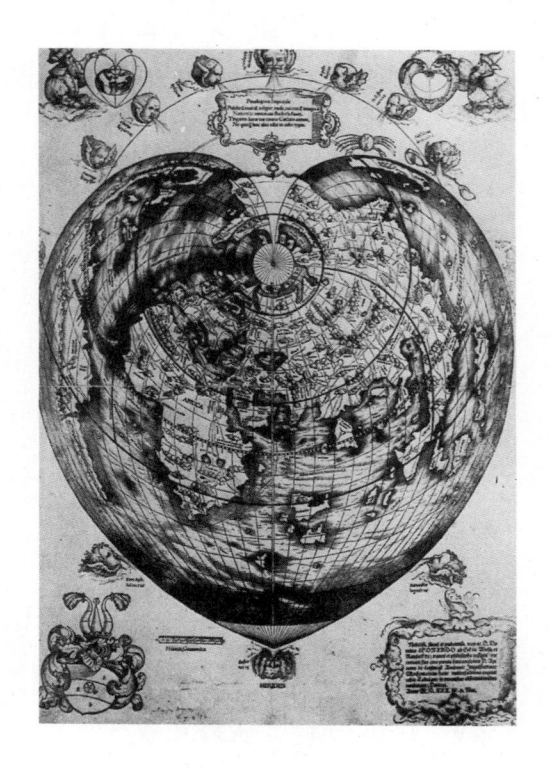

167

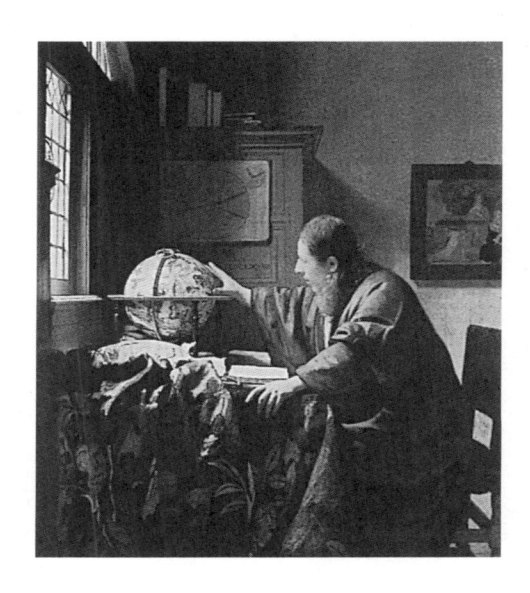

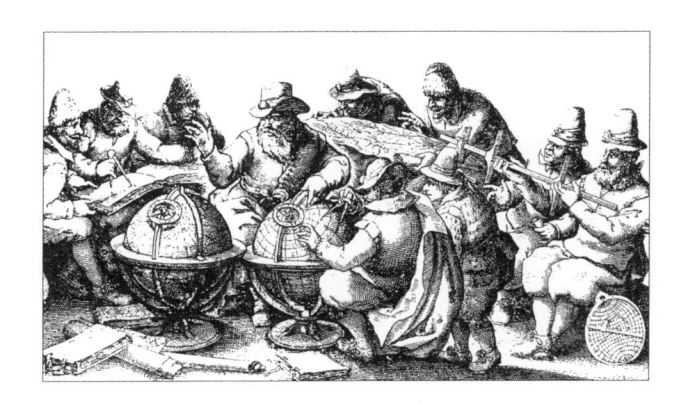

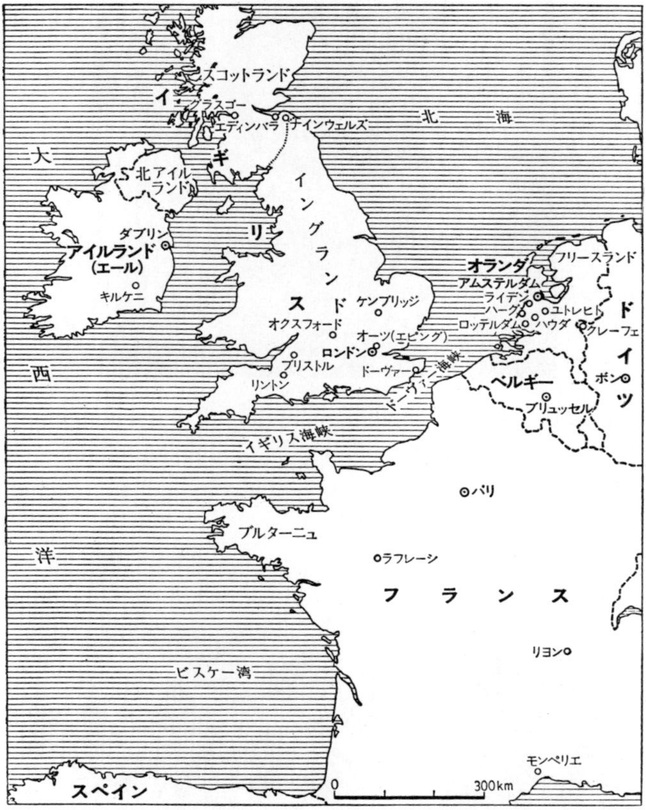
スコットランド
イギリス
グラスゴー
エディンバラ
ナインウェルズ
北海
大西洋
北アイルランド
イングランド
ダブリン
アイルランド
(エール)
キルケニー
ケンブリッジ
オクスフォード
オーツ(エピング)
ロンドン
ブリストル
リントン
ドーヴァー
ドーヴァー海峡
イギリス海峡
オランダ
フリースランド
アムステルダム
ライデン
ハーグ
ユトレヒト
ロッテルダム
ハウダ
クレーフェ
ドイツ
ボン
ベルギー
ブリュッセル
パリ
ブルターニュ
ラフレーシ
フランス
リヨン
ビスケー湾
モンペリエ
0
300km
スペイン

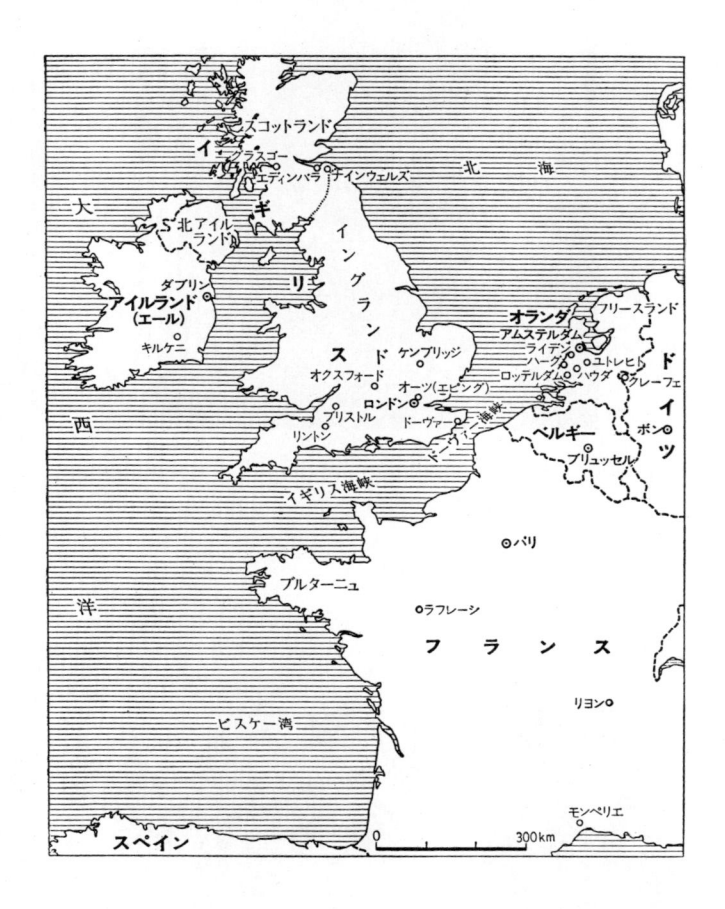

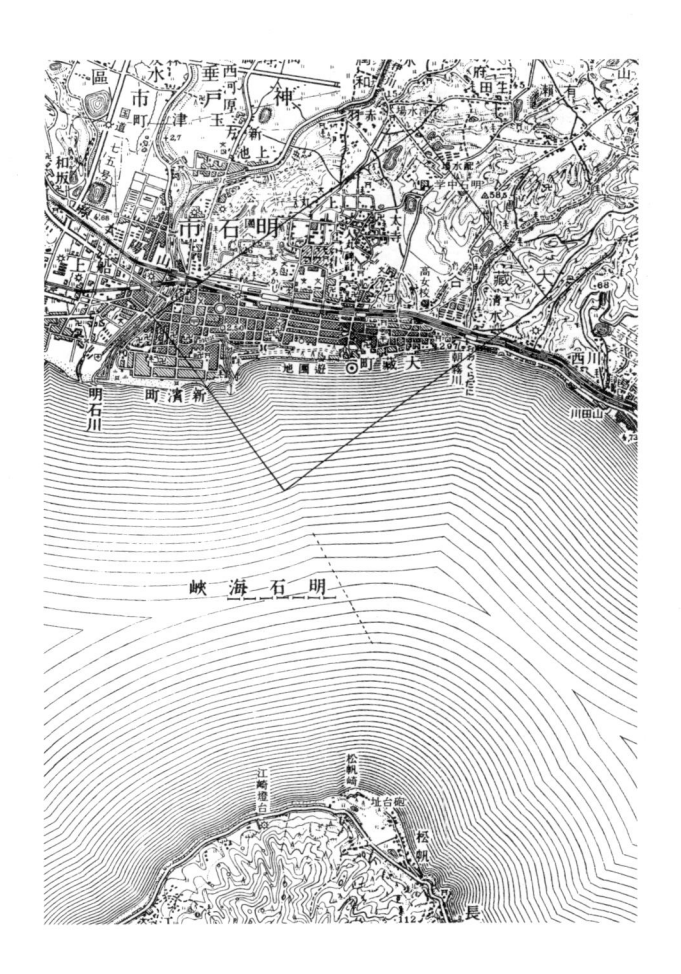

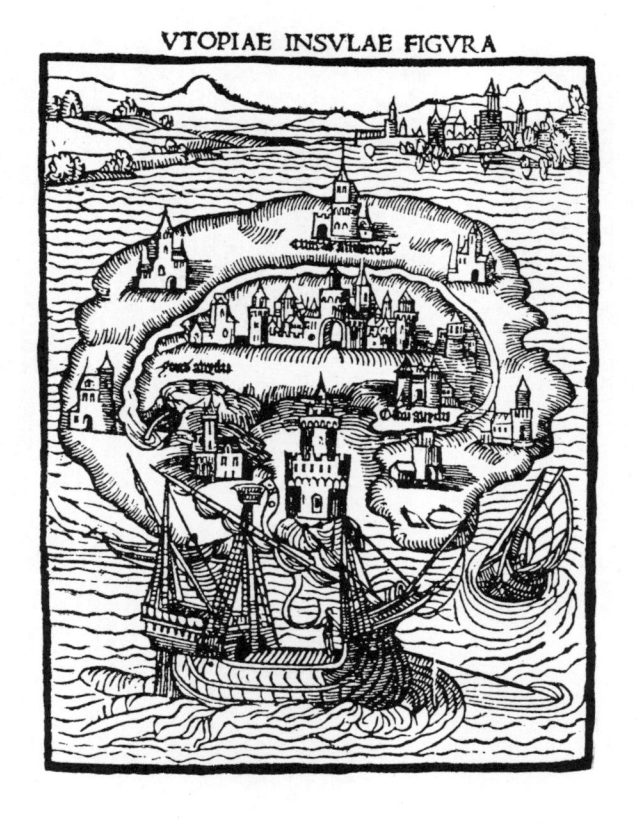

VTOPIAE INSVLAE FIGVRA

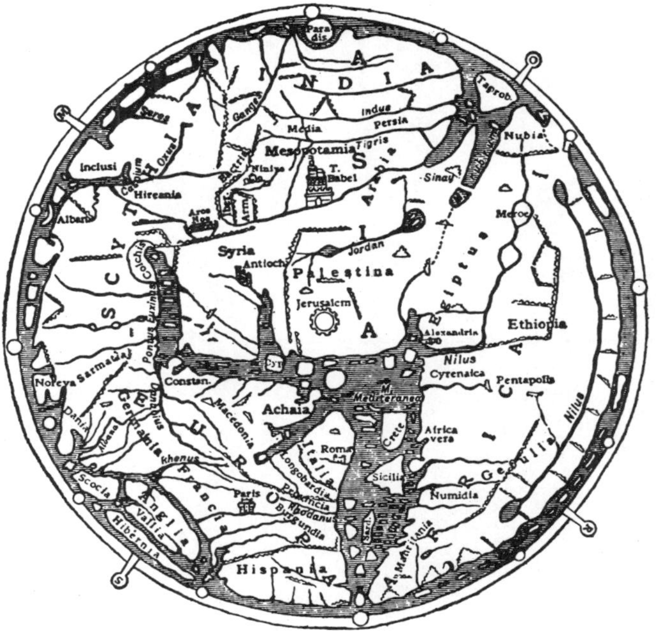
Para dis
INDIA
Taprob.
Seres
Ganges
Indus
Media
Persia
Nubia
Mesopotamia
Tigris
Inclusi
Oxus
T. Babel
Sinay
Hircania
Arca Noe
Meroe
Albani
Syria
Antioch
Jordan
Palestina
Colchis
Jerusalem
Ethiopia
Pontus Euxinus
Alexandria
Nilus
Cyrenaica
Pentapolis
Constan.
Achaia
Mediteranea
Danubius
Macedonia
Germania
Dania
Albania
Africa vera
Crete
Roma
Italia
Khenus
Longobardia
Sicilia
Francia
Gaetulia
Scocia
Paris
Provincia
Numidia
Anglia
Rhodanus
Burgundia
Vallia
Hibernia
Mauritania
Hispania
Nilus

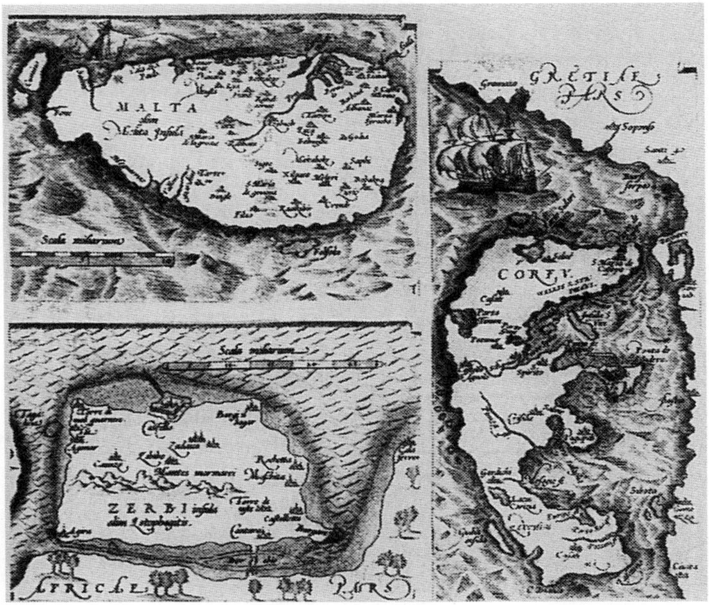
MALTA
CORFV
ZERBI

索引

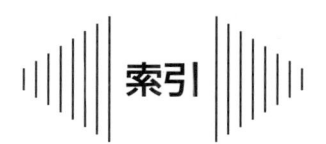

欧文

A

agnosia for place　27
agnosia for streets　27
Aguirre　26, 105
allocentric representation　17
ataxie optique　6

B

Bálint　7, 71, 137
——の症例　6
Bálint-Holmes　74
Bálint-Holmes 症候群　11, 71, 78, 81, 142
——を呈した症例　72
Bálint 症候群　6, 137, 138, 141
Barbarotto　129
Benson　137
Biber C　56
Bornstein　49
Bottini　86
Bowers D　93
Brodmann 29・30 野（左）と 23 野（右）の皮質からの入力　125
Brodmann
——の分類　126
——の脳地図　91, 122

——（大脳内側面）　92
——における道順障害の病巣　124
Burgess　152

C・D

Cammalleri　95
Cecere R　94
Cherrier MM　113
Chun MM　111
Corsi のテスト　94
covert　47
——な認知　47
defective root finding　27

E

egocentric disorientation　26
egocentric representation　17
——と allocentric representation　17
Ellis　134, 135
environmental agnosia　27, 139
Epstein　50, 51, 53, 56
Evans　129

F

Fasanaro AM　94
Felician O　55
fMRI　104
——は空間分解能　104

fMRIを用いて賦活部位の検討　112
Frackowiak RSJ　119
Frith CD　119
functional magnetic resonance imaging　104
fusiform face area　110

G

Gainotti　129
Garcin　6
Gentileschi　128, 129
　──らの症例　129
Gerstmann症候群　138
Ghaem　115
Grossi D　94
Guariglia　23

H

Habib　53, 56
Habibら(1987)の症例の病巣　57
Harris A　111
Haxby　9
heading disorientation　27
Hirayama　96, 97
Hodges　129, 132
Holmes　5, 70, 137, 142
　──and Horraxの症例　142
Holmesらの症例　71, 141

J・K

Joubert S　55
Kanwisher N　111
Kase　70, 137
　──の症例　141
Kaseらの症例　71
　──の病巣　72
Kobayashi　124

L

Landis　49, 54
landmark agnosia　27
Legoで作った風景　50, 51
Legoで作った物品　50, 51
Liepmannの失行　7
Luzzi　99

M・N

magnetoencephalography；MEG　104
Maguire(EA)　116, 117, 119
Manchesterグループ　130
Mazzucchi A　56
McCarthy　134, 135
McDermott J　111
MEGは時間分解能　104
Mendez(MF)　113
Mesulamの提唱した原発性進行性失語　130
Meyer　70
　──の症例　70
Milner　40, 50
　──の方法　40
Mishkin　2
multimodal　133
Nakamura　135

O

OA　3
OB　3
OC　3
optische ataxie　6
overtな認知　47

索引　175

P

Pai　53, 97
Pallis　32, 49
　——の症例　30, 44
　——の報告　36
parahippocampal place area　108, 110
Paterson & Zangwill　30, 32
　——の症例　30
PCA　139, 141
PET　105
　——を用いて賦活部位　114
PG　3
Pick 型　130
positron emission tomography；PET　104
posterior cortical atrophy；PCA　137

R

Rainville C　55
retrosplenial amnesia　93
Rey の図のコピー　94
route-selective navigation neuron　143

S

spatial orientation　137
SPECT　132, 139
Stanley D　111

T・U

TE　3
Teng　136
TEO　3
topographagnosia　27
topographical agnosia　26
topographical amnesia　26
Tyrrell　129
T 字路　16
Ungerleider　2

V・W

Valenstein（E）　93
Van Hoesen　122
Verfaellie M　93
visual alloesthesia　8
visual disorientation　5
WAIS　33, 74, 78
Whiteley　54

和文

あ

アーサー王の台座　65
アルツハイマー病　55, 94, 130, 152
アロエステジア　8
アロセントリック　118
　——な認知　18
青木　53
新たに見た街並が記銘できないこと　52

い

田舎の道と幹線道路　32
位置関係　4
位置再生課題　9, 10
位置の定位　5
移動しながら7つの視標を含む風景を記憶　115
移動する際の障害（地理的障害）　11

移動中の頭頂葉内側部のニューロン活動　144
意味記憶障害　131
意味痴呆　128, 130
家の見取図を描く　88
一度に見える範囲内の建物の位置　77
一過性街並失認　58
一側性空間無視と視覚性アロエステジーに基づくもの　25
入來篤史　119

う

ウンベルト・エーコ　100
右折　12, 15, 16
右側病変による左半側空間無視　23
運転手　97
運動ニューロン病型　130

え

エゴセントリック　89, 118
　——が主体　18
　——な認知　18
　——な方角に関する情報　144
エジンバラ　30, 65, 120
エジンバラ大学　120
エピソード記憶　126, 137
　——の障害　78
エレベーターの位置　87
遠心性の結合　123

お

大橋(1965)　24, 25
大原　53

か

下側頭皮質　3
下頭頂小葉　3

仮想環境　106
仮想環境内
　——で空間的位置関係を判断　107
　——を移動する　105
仮想の「街」　112
仮想街の中を移動する　112
改札　12, 14
海馬　97, 110
海馬・海馬傍回領域　93
海馬傍回　112, 122, 123
　——と他の大脳皮質との線維連絡　122
海馬傍回後部　54
　——とそれに隣接する紡錘状回　52
海馬傍回前部　97, 122
海馬傍回場所領域　108, 111
海馬傍回病変による「道順障害」　99
絵画　100
階段，ナースセンター，エレベーターなどの位置が不正確　81
外見　105
顔　24, 27, 31, 105, 111
　——と名前とを対応させる干渉課題や学習課題　47
　——と風景が覚えられない　44
　——の認知　111
　——を識別・同定　61
顔識別課題　9
一海知義　102
数井ら　129
　——の症例　128
合併例の症候　97
兼本浩祐　56
髪型　31
川村二郎　68
看板　11
緩徐進行性失語　55
緩徐進行性地理的障害　55, 94
緩徐進行性の相貌失認と街並失認　55
環境失認　27, 139
観念運動性失行　139

観念性失行　139
眼鏡　31

き

記憶し，見てすぐそれとわかるように　16
記憶像　148
記銘　148, 155
記銘力障害　93
機能的磁気共鳴画像　104
逆向性健忘　24, 93, 96
逆転視　25
　──の原因　25
旧知の建物の視覚的想起　44
旧知の場所　12, 18, 114, 147, 150
　──（道順の想起）　116
　──での空間的定位　151
　──での街並の同定　146
　──と新規の場所　75
　──と初めて行く場所　12
　──の移動　15
救心性の結合　123
距離感　21
距離や方角などの情報から認知する方法　18
教会　87
銀行　15, 16, 155

く

具体語　127
空間図式障害（空間図式記憶障害）　26
空間的位置の記憶　9
空間内　2

け

景色　43
形態認知　59, 146, 148
形態認知障害　46

健忘症候群　22
玄関の自動ドア　77
言語的手段の活用　48
限局性病変を呈する疾患　55

こ

コーヒーショップ　12
コンピュータ画面
　──に仮想環境　152
　──による仮想環境の設定　105
個々の建物の相互の位置関係　16
語義失語　130, 131
交差点　11, 14, 16, 19
後大脳動脈領域梗塞の男女それぞれの発症率　58
後帯状皮質（Brodmann の 23 野）　93
後部帯状回　127
国会議事堂，金閣寺などの名所　47

さ

サルの海馬傍回と皮質との連絡　123
ザングウィルグ　65
再生
　──したランドマークの位置　20
　──の障害　50
最短の B のルートをとる　15
酒田英夫　143
魚の回遊　18
錯綜図　46
酒店　16
三次元の仮想環境　107

し

シュテファン・ツバイク　66
シルビウス　130
志田　26
　──(1993)の分類　25, 26
指標（基準）　16, 17

指標（基準）の空間的位置関係の認知障害　26
視界の風景　15
視覚
　——と手の運動の協調障害　6
　——を介する認知　48
視覚性運動失調　6, 8, 71
視覚性記銘力検査　39
視覚性失見当の病巣　7
視覚性失認　26, 27
　——の一型　27
視覚性注意障害　6, 71
視覚性認知・同定の過程　59
視覚前野　3
視覚認知機能検査　46
視覚表象のみの半側空間無視　23
視空間　3
視空間性　48
視空間認知障害　4, 5
視力，視野を含め神経学的異常　25
自験例　129
自己
　——の身体　3
　——を中心としてとらえる認知の方法　17
自宅
　———病院間の地図の描写　37
　——および自宅付近の建物　35
　——に帰る道がわからなくなった　38
　——の居間　11
　——の外観の想起　35
　——の玄関　78
　——の写真　77
　——や自宅付近の建物・風景の写真　47
自宅内部の見取図　75, 87
自宅の間取り
　——の左右逆　25
　——を口述できず，実際に自宅内を歩行すると迷ってしまう　88

自宅の見取図　98
　——を描かせる　88
自宅付近
　——でも道に迷う　42
　——の街並はよくわかるようになった　38
自宅付近の建物や風景　34
　——の写真　77
自分
　——との位置関係　11
　——との距離　77
自分の部屋
　——からエレベーターまでの道を口述できなかった　88
　——や検査室の場所　75
失構音　130
失書　138
失読　138
室内の見取図の描写　25
実験で用いた場所の地図　115
実際の風景　51
写真
　——の異同弁別　77
　——を見せて，その特徴を口述させた　46
主観的輪郭線　46
周囲の風景　11, 16
周辺視野　6
十字路を右折　16
住宅街　19, 20
重複記憶錯誤　63
熟知視覚像　60, 61
　——の失認　59
　——の認知や記憶の神経機構　63
熟知した人物　31
熟知した人物・街並の同定過程　136
熟知した場所　14
　——で道をたどる　14
　——での道順や方角を口述できる　113

熟知した街並（建物・風景）
　——の外観の想起　48, 86
　——の同定　35, 47
熟知しているはずの場所，建物に関する記憶がない　32
縮尺 1/1　100
縮図　100
昭和大学病院付近の地図　13
昭和大学病院附属東病院から昭和大学の校舎は直線 200 m　18
症状の持続期間　57, 95
商店　17
商店街　19, 20
助手席　21
上・下頭頂小葉　127
上下が逆転して感じられる　25
上側頭溝　127
情報の伝達システム　146
食堂　155
白地図　21
信号機　11
神経機能画像研究　103
神経機能画像を用いた最近の研究　126
進化論　120
進行性非流暢性失語　130
進行方向
　——と地図の方角　21
　——を指示する　19
新規
　——の顔　31
　——の風景の認知　111
　——の街並の記銘　148
新規の場所　12, 15, 108, 115, 147, 153
　——が旧知の場所に変わる　17
　——での街並失認　149
　——での道順障害　154
　——の地図　15
　——の同定：発症後　48
新作語（wilch, thipper）　51

す

スーパー　16
寿司屋　16
図上での主要な建物の定位　87
鈴木　97

せ

世界像の提示　101
世界地図　100
世界的に有名なランドマーク　116
性差　58, 96
精神性注視麻痺　6
楔前部　105, 126, 127
　——と皮質・皮質下との連絡　127
　——の位置　126
　——の賦活　127
舌状回　54
舌状回前部　54
線分末梢試験　23
前向性健忘　93
前頭前野　127
前頭側頭型痴呆　130
前頭側頭葉変性型　130
前頭側頭葉変性症　55, 128, 130
　——の分類　130
前頭葉　127

そ

相互の位置関係　15
相貌　27
相貌失認　31, 47, 60
　——との合併例　52
　——との相違　54
　——と街並失認　32
　——に伴う地理的障害　70
　——のみを呈した症例の病巣　54
　——は視覚性失認の一型　31

側性化　151
側頭極　136
側頭頭頂葉に病変の主座　130
側頭葉
　——　に原発性の病変をもつ変性性痴呆性疾患　130
　——　を中心とした脳萎縮　128
側頭連合野　4

た

タクシー　14, 78
タクシー運転手　116
ダーウィン　120
対象物同士の位置関係　11
帯状回峡　91
帯状回後部　126
大学病院　14
第一次視覚野　3
建物　11, 111
　——, 風景を正しく同定することが必要　13
　——　の外観を想起して口述, 記述させる　49
　——　の名称と位置を想起して口述・記述する　79
　——　は覚えられるが, 風景が覚えられない　113
建物と風景　35
　——　は異なるか　113

ち

チャールズ・ベル　120
地下鉄　14
地誌失認　27
地誌(的)失認(地誌的親近感の喪失)　26
地誌的(場所的)障害　21, 24
地誌的の見当識障害　21
地誌的失見当　21, 24
地誌的目印　87
地図　15, 16, 48, 75
　——　に従って移動　48
　——　に病院内の各場所の名前を詳細に記載する　90
　——　の記述　87
　——　の言語　100
　——　の描写・解読　25
　——　の本質　100
　——　を作成する　19
　——　を見たり人に聞く　19
　——　を見ながら歩いていこうとする　15
　——　を読んで理解する空間能力　21
地図上で今自分のいる位置を定位できない　21
地図上でよく知られている街の位置　87
地図上の位置　18
地図上への都市の定位　25
地図製作者　101
地理的記憶の貯蔵庫　128
地理的機能に関する機能画像的アプローチ　104
地理的失認　26
地理的障害　21, 26, 32
　——　の改善　77
　——　の解剖学　122
　——　の病態機序　122
　——　のリハビリテーション　48, 90
地理的障害(特異な病巣)の症候　98
地理的知識の障害　21
知能(WAIS)　134
抽象語　127
注視した対象物を手でとらえることができない現象　6
超皮質性感覚性失語　138
聴覚などを用いて代償する　48

つ・て

机やベッドなど周囲　8
デパート　87
デビット・ヒューム　120
てんかん性　25
てんかんの治療　134
出口　14
天気予報の図　101
伝書バト　18
電車通勤　12
電柱　11

と

トイレ　11, 81, 83
　——や玄関，台所などの位置が不正確　77
トールマンの実験　16, 17
トロントの街中でのナビゲーション　117
土地の高低　100
図書館　12, 14, 15, 17
　——のある建物　14
時計　59
東西南北　18, 21, 25, 101
東西南北と東南西北　102
　———日本と中国の方位　102
等高線　100
等尺大の地図　100
頭頂葉　10, 143, 155
頭頂葉外側部　127
頭頂葉内側部　72, 83, 105, 127, 156
頭頂連合野　4
頭部SPECT　140
頭部外傷　55
動画で学習した建物の全体的な形態　108
道具を使うサル　119
特異的な地誌的空間能力の障害　26

特異な病巣による症例　98
鳥の渡り　18
東南西北（トンナンシーペイ）　102

な

ナビゲーション課題　19
ナビゲーター　21
名前　24
　——を告げられたランドマークの外観を想起させる　116
内側視覚前野　127

に

2地点間の道順（方角）の想起　87
ニューヨークとマンハッタンの碁盤の目のような街並み　119
二重線と点との位置関係　9
日本人の顔写真を用いた記銘力検査　39
日本地図　21
日本地図上への主要都市の定位　22
日常物品　111
入院した病院内　75
庭，噴水からなる風景の形態　108
人間知性論　120
認知した建物・街並の視覚像　149

ね・の

粘土細工の物品　51
乗り物　105
脳機能の局在研究　104
脳血管障害　55
脳梗塞による地理的障害　113
脳磁場計測法　104
脳腫瘍　55
脳部位との線維連絡　126
脳梁膨大　118
脳梁膨大後域　83, 93, 127

脳梁膨大後域（帯状回後部） 122
脳梁膨大部 91

は

場所 43
　―― に関する記憶の喪失 24
　―― の誤認 63
　―― の風景がなかなか覚えられなくなった 43
場所失認 27
背側運動前野 127
旗の台駅の改札から見た風景 13
話を聞かない男，地図が読めない女 21
半側空間無視 23, 74, 81
　―― と地理 23

ひ

ヒトの脳損傷例における検討 128
ビデオ提示課題 19
ビデオを見た後，道順を説明する 19
ピーターソン 65
ひげ 31
皮質基底核変性症 55
皮質結合 127
皮膚電気反応やP300を用いた電気生理学的方法 47
非てんかん性 25
左海馬傍回 105
左側の物品を指摘できない 23
左視野内にある対象 8
左側頭葉病変による意味痴呆 131
左同名性半盲を認める 81
左半球病変例 93, 95
左半側空間無視 22
人 59
　―― となり（定義） 128
　―― と場所の誤認 63
　―― と風景の幻視 61

人（の顔） 59
　―― が覚えられない 43
表情を解剖する 120
標識や看板（銀行，酒屋） 48
病因 54
病院 78
病院内 77
　―― で迷いやすいことに気づいた 81
　―― で道に迷うという記載は多い 88
　―― のエレベーター 88
　―― の地図が描けない 32
　―― の地図を描かせる 83
　―― の地図を描く 79
　―― の風景の同定 36
　―― の見取図 88
　―― を移動する際に迷う 32
病院内のトイレ 88
　―― の位置 87
病院・病棟内で道に迷う 24
病識欠如 130
病棟内の地図 87
広場 32
　―― をある地点から見た風景 23

ふ

ブレスラウの地図 70
踏み切り 12
風景 12
　―― が既知か未知かを識別しているときに賦活される脳部位 114
　―― がまったく変わって見える 32
　―― の写真の中にある個々の構成要素 109
　―― を見ているときの賦活部位 110
「風景」の写真 113
風景失認 113
物体失認 74

物品
　——の位置の認知・記銘　86
　——の意味記憶障害　131
　——よりも風景の認知が困難　51
物品再生課題　9, 10
　——と位置再生課題との直接比較
　　　　　　　　　　　　　　10

舟川　53
古地図　101
文法障害　130

【へ】

ヘルダーリン　66
ヘルペス脳炎の後遺症　136
ベントン記銘力検査　74
ベントン視覚記銘検査　43, 83
部屋の中　23
平面図　100
塀　111

【ほ】

ほくろ　31
歩行　5
補足運動野　127
方位　102
方角　11, 15, 17
　——が，地図上でどの方角にあたるのかが判断できない　90
　——の学習　16
　——を言語的に記述したメモを持たせる　90
　——を定位する能力　17
方向　11
方向オンチの科学　19
方向音痴　19
　——のもう1つのタイプ　20
方向感覚　18
　——と方向音痴　18
　——の性差　21

紡錘状回　54
　——と海馬傍回に萎縮が認められる　55
紡錘状回顔　110
紡錘状回顔領域　110
紡錘状回内側部，舌状回下部を含み，病変は後方まで伸展している　57
紡錘状回病変　98

【ま】

マンチェスター　120
間取りの位置関係の誤り　88
街
　——の顔　37
　——の中のよく知っている指標　86
　——を歩く神経心理学　11
　——を歩く脳内機構　154
「街を歩く」ための脳内機構　121
「街を歩く」脳内機構　144
街中を映したフィルム　105
街並
　——に関する意味記憶障害　133
　——の記憶像の消失　36
　——を構成する建物・風景の形態的な認知　149
街並（建物・風景）の認知・識別　45
街並失認　27, 29
　——との出会い　33
　——と道順障害の合併例　96
　——における症候，病巣上の問題点　44
　——のイメージング　108
　——の原因大部分は後大脳動脈領域の脳梗塞　57
　——の側頭後頭葉内側部病変　91
　——の病巣（自験例）　52
　——の歴史　70
　——はなぜ起こるのか　145
　——は右後大脳動脈領域の脳梗塞　44

街並失認の症候　45
　──と病巣　45
街並失認消失後に自宅の外観を想起
　　　　　　　　　　　　　　50
松井ら　129

み

三宅式記銘力検査　43
未知
　──の顔の認知　152
　──の建物の認知課題　86
　──の地図　87
　──の風景　111
「見える範囲」での移動にかかわる神
　　経機構　11
見えない範囲　2, 3, 11, 12, 151
見える範囲　5, 11, 151
　──と見えない範囲　2, 3
　──の対象　77
見覚えがない　47
見慣れた建物　86
右上四分盲　61
右後頭葉の動静脈奇形摘出後の相貌失
　　認　96
右舌状回　98
右前頭葉前下部　136
右側頭後頭葉の広範な領域と両側前頭
　　葉　64
右側頭葉　154
右帯状回の血管腫　95
右頭頂葉　4
右半球
　──における顔と街並との関係
　　　　　　　　　　　　　131
　──に優位　95
道
　──に迷う　22
　──に迷う人　19
　──の歩き方　12
　──の地図が描けない　87

──のランドマーク　20
──を覚える　1, 4, 20
──を覚える実験　20
「道に迷う」症状　30
「道を覚える」ときに働く脳部位　105
道順
　──について　16
　──の記憶貯蔵　136
　──の想起　24
道順障害　11, 27, 69, 70
　──との出会い　73
　──における症候・病巣上の問題点
　　　　　　　　　　　　　　83
　──のイメージング　115
　──はなぜ起こるのか　150
　──を合併する症例　72
道順障害症例（自験例）　85
道順障害の症候　84, 89
　──と病巣　84
道順障害の病巣　91
　──の模式図（自験例）　91
道順障害発現に必要十分な病巣　84
「道順」の想起に関係する部位　116

め

目印　14
　──となる視標　90
　──になる　19
目の前の風景と自分との位置関係　14
目の前の街並はわかるが，頭の中に地
　　図が描けない　90
名所　132

も

もやもや病　8
文字　105
　──を手がかり　48
盲人の歩き方　71
網様体　119

目的地　12, 17, 19
　──の方角　18
目標となる建物・風景　14

や・ゆ・よ

山鳥　25
有名人の顔　47
　──の同定　152
郵便受け　111
郵便局　75
4 種類の写真を繰り返し見せる　112
用語の問題　27
陽電子放射断層像法　104

ら

ランドマーク　19, 23, 115, 116
ランドマーク数　19
ランドマークなど移動　19

り

リハビリテーションルームに行く道が
　思い出せない　88
両側側頭後頭葉内側部の脳梗塞　60
両側頭頂葉の内側部　72

両側の頭頂側頭葉　94

る・れ

ルート　19
ルソー　120
類音的錯書　131
連合野　136

ろ

ロータリー　155
ロンドン　120, 152
　──のタクシードライバー　116, 119
ロンドン市内
　──の 2 地点（出発点と目的地）を呈
　　示してその最短の道順を口述　116
　──の街並　117
　──の名所　152
廊下や階段との相互の関係　71

わ

「わが持分」　66
私たちを取り巻く外空間　3

『神経心理学コレクション』

シリーズ編集

山鳥　重　神戸学院大学教授
彦坂興秀　National Institute of Health (Chief, Section of Neuronal Networks Laboratory of Sensorymotor Research)
河村　満　昭和大学教授
田邉敬貴　元愛媛大学教授

[既刊]〔定価(本体価格+税5%)〕
- 山鳥　重・河村　満　**「神経心理学の挑戦」**(¥3,150)
- 田邉敬貴　**「痴呆の症候学」**(ハイブリッドCD-ROM付)(¥4,515)
- 岩村吉晃　**「タッチ」**(¥3,675)
- 岡本　保(訳)　**「チャールズ ベル　表情を解剖する」**(¥4,200)
- 山鳥　重　**「記憶の神経心理学」**(¥2,730)
- 川島隆太　**「高次機能のブレインイメージング」**(ハイブリッドCD-ROM付)
(¥5,460)
- 彦坂興秀・山鳥　重・河村　満　**「彦坂興秀の課外授業　眼と精神」**
(¥3,150)
- 相馬芳明・田邉敬貴　**「失語の症候学」**(ハイブリッドCD-ROM付)
(¥4,515)
- 入來篤史　**「*Homo faber*　道具を使うサル」**(¥3,150)
- 目黒謙一　**「痴呆の臨床」**(CDR判定用ワークシート解説)(¥2,940)
- 岡本　保(訳)　**「手」**(¥3,780)
- 酒田英夫・山鳥　重・河村　満・田邉敬貴　**「頭頂葉」**(¥3,990)
- 小阪憲司・田邉敬貴　**「トーク　認知症―臨床と病理」**(¥3,675)
- 池村義明　**「ドイツ精神医学の原典を読む」**(¥3,990)
- 河村　満・山鳥　重・田邉敬貴　**「失行」**(DVD付)(¥5,250)
- 松下正明・田邉敬貴　**「ピック病―二人のアウグスト」**(¥3,675)
- 高橋伸佳　**「街を歩く神経心理学」**(¥3,150)